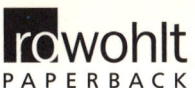
PAPERBACK

W0196333

MATHIASFISCHEDICK

DU BIST MAGIE

Die unglaublichen Fähigkeiten unseres Körpers

Mit einem Vorwort von Thorsten Havener

Rowohlt Taschenbuch Verlag

Originalausgabe
Veröffentlicht im Rowohlt Taschenbuch Verlag, Reinbek bei Hamburg, November 2010
Copyright © 2010 by Rowohlt Verlag GmbH, Reinbek bei Hamburg
Lektorat Angela Troni
Umschlaggestaltung ZERO Werbeagentur, München
(Fotos: © Mathias Fischedick)
Satz Dolly PostScript, InDesign, bei KCS GmbH, Buchholz bei Hamburg
Druck und Bindung CPI – Clausen & Bosse, Leck | Printed in Germany
ISBN 978 3 499 62695 1

INHALT

«Umgeben sind wir rings von Zaubereien,
doch sind wir selbst die Zauberer.
Und in der Welt der offenbaren Wunder
sind wir das größte aller Wunder selbst.»

FRANZ GRILLPARZER

VORWORT

Mathias Fischedick ist wirklich ein ganz besonderer Mensch. Er betrachtet die Dinge gern aus einem ungewöhnlichen Blickwinkel. Und er ist kreativ. Wie das in seinem Fall konkret aussehen kann, zeigt folgende Geschichte:

Auf unserer Hochzeit wurde natürlich die Braut entführt. Mathias hatte mich dazu kurz in ein Gespräch verwickelt und abgelenkt – und schon war sie weg, die frisch Angetraute. Ich hatte zu diesem Zeitpunkt keine Ahnung, was jetzt alles auf mich zukommen würde. Plötzlich wurden mir die Augen verbunden – als ob das bei mir etwas bringen würde? (Diesen Gag verstehen natürlich nur die Zuschauer meiner ersten Tournee, aber für genau die mache ich diesen Scherz hier.) Ich wurde liebevoll, aber sehr bestimmt in ein Auto gesetzt und dann, wie die Braut auch, an einen unbekannten Ort gebracht. Als man mir dort die Augenbinde abnahm, saß ich neben meiner Frau, und zwar in einem Helikopter. Die Rotorblätter begannen sich zu drehen, und noch bevor ich eine Frage stellen konnte, hoben wir ab: Ehepaar Havener, Pilotin und Mathias. Er war der Drahtzieher dieser Entführung. Und der Flug war sein Hochzeitsgeschenk an uns. Er hatte an alles gedacht, sogar an die richtige Musik. Über die Kopfhörer im Hubschrauber lief der Song «Learning to fly» von Tom Petty. Sensationell.

Diese kleine Geschichte zeigt, wie er es schafft, seine Ideen bis ins kleinste Detail zu durchdenken und dann erfolgreich in die Tat umzusetzen. Das ist sicher auch einer der Gründe, warum er von vielen der besten Zauberer Deutschlands immer wieder als Berater herangezogen wird.

Mathias weiß, dass der Gedanke der Anfang einer jeden Tat ist. Und er weiß auch, dass alle Macht von innen kommt. Er geht somit bedächtig und konsequent jeden wichtigen Schritt und realisiert seine Überlegungen mutig. Immerhin ist ihm die gute Umsetzung genauso wichtig wie die gute Idee, die den Anstoß dazu gab.

Mathias Fischedick ist ein Mann, der Momente, ja Ereignisse schafft, an die man sich gern erinnert. Er lässt die Menschen staunen, kreiert das Besondere für sie. Ich betone das an dieser Stelle, weil ich der Überzeugung bin, dass er das mit diesem Buch wieder getan hat.

Es ist nicht einfach, ein Vorwort für jemanden zu schreiben, der einem so nahesteht. Mathias ist nämlich nicht nur ein langjähriger und enger Freund meiner Familie und von mir, sondern auch Patenonkel unseres dritten Kindes. Als ich ihn fragte, ob er die Patenschaft übernehmen wolle, zögerte er kurz. Ich habe ihm daraufhin angedroht: Sollte er sich jetzt nicht entscheiden können, würden meine Frau und ich einfach so lange Kinder in die Welt setzen, bis er für eines die Patenschaft übernehme. Daraufhin hat er sofort zugestimmt.

Uns beide verbindet sehr viel. Unter anderem haben wir denselben Humor und Sinn für skurrile Situationen. Auch diese Eigenschaft von ihm fließt in dieses Buch mit ein, denn es ist an einigen Stellen wirklich bemerkenswert, auf was für verrückte Ideen er kommt. Welche ich genau meine, verrate ich an dieser Stelle nicht, das müssen Sie selbst nachlesen. Aber versprochen: Es sind einige Perlen dabei.

Thorsten Havener
München, 2010

Übrigens: Wenn ich ein gutes Gespräch brauche, rufe ich Mathias an. Seine Meinung ist mir sehr wichtig. Sobald Sie dieses Buch gelesen haben, werden Sie verstehen können, warum.

Vor der Show oder: EINLEITUNG

HERZLICH WILLKOMMEN!

Schön, dass Sie sich die Zeit genommen haben, das Vorwort zu lesen, bevor die eigentliche Show beginnt.

Ich möchte die Gelegenheit nutzen und mich Ihnen kurz vorstellen, denn ich gehe davon aus, dass Sie mich noch nicht kennen. Ich bin von Beruf TV-Producer und Magic Consultant, das heißt, ich berate Zauberkünstler im Hinblick auf ihre Tricktechniken, die Art der Inszenierung und alles, was damit zusammenhängt. Meine Beschäftigung mit der Zauberei hat mich auch auf die Idee zu diesem Buch gebracht, denn seit fast 30 Jahren befasse ich mich auf der Suche nach neuen Tricktechniken mit verschiedenen Zweigen der Wissenschaft wie Psychologie, Physik und Chemie. Dabei stoße ich auch immer wieder auf Eigenschaften unseres Körpers und Geistes, die von Natur aus an Magie grenzen. Und gerade die Tricks unseres Körpers sind es, die mich am meisten begeistern.

Für mich sehen wir das größte Wunder jeden Morgen im Spiegel: unseren Körper. Von Geburt an begleitet er uns überallhin und vollbringt, von uns unbemerkt, jede Sekunde Leistungen, die an Magie grenzen – genau darum geht es in diesem Buch.

Auf den nächsten Seiten finden Sie spannende und unterhaltsame Experimente, mit denen Sie sich selbst und andere verblüffen können und gleichzeitig mehr über die Tricks Ihres Körpers erfahren:

Wieso haben wir von Natur aus eine Art Röntgenblick, ohne dass wir uns dessen bewusst sind?

Weshalb sind manche unserer Gedanken vorhersehbar?

Warum kann man uns so leicht die Kraft rauben, dass wir noch nicht einmal mehr ein Streichholz zerbrechen können?

Um das und noch viel mehr geht es in diesem Buch.

Das Wichtigste, was Sie dazu brauchen:

44,1 kg	Sauerstoff
14 kg	Kohlenstoff
7 kg	Wasserstoff
2,1 kg	Stickstoff
1 kg	Kalzium
0,7 kg	Phosphor
170 g	Kalium
140 g	Schwefel
70 g	Chlor
70 g	Natrium
30 g	Magnesium
3 g	Eisen
300 mg	Kupfer
100 mg	Mangan
30 mg	Jod

Das haben Sie nicht zur Hand? O doch. Es sind nämlich die Hauptbestandteile Ihres Körpers. Reiner Materialwert: ca. vier Euro. Der Wert dessen, was in mehreren Millionen Jahren Evolution daraus entstanden ist: unbezahlbar.

Immerhin steuert unser Gehirn «ganz nebenbei» über 600 Muskeln, um unser Skelett zu bewegen. Das sind 206 Knochen und über 100 Gelenke, die koordiniert werden müssen, damit wir mit unserem Körper laufen, springen, tanzen, klettern, schwimmen, Rad fahren, Buchseiten umblättern und vieles mehr können. Dazu sehen, hören, schmecken, riechen und ertasten wir auch noch unsere Umwelt.

Unser Immunsystem arbeitet Tag und Nacht, um uns vor Krankheiten zu schützen. Im Lauf unseres Lebens verwandelt unser Stoffwechsel im Schnitt 30 Tonnen höchst unterschiedlicher Nahrung in Lebensenergie, und unser Herz ruht in der Regel nie und schlägt bis zum Ende unablässig, im Schnitt über zwei Milliarden Mal. Dreimal im Jahr erneuert sich unsere Haut, unsere Augen wiegen jeweils nur 7,5 Gramm und sind trotzdem leistungsfähiger als hochmoderne Kameras, und unser Gehirn ist so flexibel, dass wir uns bis ins hohe Alter an neue Gegebenheiten anpassen und lernen können. Schätzungen zufolge können unsere grauen Zellen bis zu 100 Terabyte an Daten behalten, was bei einem Computer dem Platz entspricht, den man benötigt, um 200 Millionen Buchseiten zu speichern.

Sie merken, ich bin begeistert von dem, was die Natur sich hat einfallen lassen. Nicht zuletzt deshalb wäre es mir eine Freude, wenn ich es schaffen könnte, mit diesem Buch meine Begeisterung auf Sie überspringen zu lassen, auch wenn Sie womöglich mit Grauen an den Biologieunterricht zurückdenken oder Sie allein bei den Wörtern «Medizin» und «Anatomie» bleierne Müdigkeit überfällt.

Du bist Magie ist so geschrieben, dass Sie verschiedene Möglichkeiten haben, es zu lesen: entweder chronologisch von vorn bis hinten, oder Sie picken sich immer wieder einzelne Experimente heraus, deren Titel Sie neugierig gemacht haben. Vielleicht probieren Sie aber auch nur die Experimente und lassen die Erklärungen und Hintergründe weg. Oder Sie interessieren sich in erster Linie für die wissenschaftlichen Erläuterungen und verzichten auf das Ausprobieren der Experimente. In dem Fall würde Ihnen allerdings einiges entgehen.

Wichtig ist mir, dass Sie möglichst viel Spaß mit diesem Buch haben, weshalb ich großen Wert darauf gelegt habe, die Dinge möglichst einfach, klar und nachvollziehbar zu beschreiben. Trotzdem ist alles, was Sie hier lesen, wissenschaftlich fundiert, denn ich habe bei meinen Recherchen nicht nur auf Fachliteratur zurückgegriffen, sondern mich auch von Experten beraten lassen. *Und jetzt Vorhang auf für Ihre ganz persönliche Zaubershow!*

Die Show oder:
DU BIST MAGIE

Schauen Sie sich bitte das Titelbild dieses Buches genau an. Fällt Ihnen daran auf den ersten Blick etwas auf? Wahrscheinlich nicht. Sie sehen zweimal dasselbe Bild von mir, einmal aufrecht und einmal auf den Kopf gestellt.

Jetzt drehen Sie bitte das Buch auf den Kopf, während Sie sich das Cover weiterhin anschauen.

Und, schockiert?

Die Kopfstand-Version meines Gesichts hat sich in die Fratze eines Monsters verwandelt.

Doch auch wenn Sie das Monstergesicht einmal gesehen haben, wird es immer wieder verschwinden, sobald Sie das Buch in die Ursprungslage zurückdrehen.

Hinter den Kulissen

Man spricht bei diesem Phänomen auch vom «Thatcher Effect», da Professor Peter Thompson von der University of York es in den 1980er Jahren anhand eines Fotos der ehemaligen britischen Premierministerin Margaret Thatcher demonstriert hat, bei dem Mund und Augen, um 180 Grad verdreht, einmontiert waren.

Woran liegt es nun, dass uns bei einem auf dem Kopf stehenden Gesicht die merkwürdigen Veränderungen nicht auffallen? Ganz einig ist sich die Wissenschaft hier bisher nicht.

Eine Theorie besagt, dass unser Gehirn nicht in der Lage ist, einen Gesichtsausdruck in einem Gesicht zu erkennen, das auf dem Kopf steht. Da dies im Alltag nicht wirklich notwendig ist, fehlen uns die entsprechenden geistigen Fertigkeiten. Unterbewusst erkennen wir einen lachenden Mund und zwei freundlich schauende Augen. Dass sie um 180 Grad gedreht wurden, ist uns dabei nicht bewusst.

IST MAGIE

Eine zweite Hypothese besagt, dass wir beim Betrachten der beiden Bilder unterbewusst eine Referenz suchen, also vergleichen. Wäre nur der Mund auf den Kopf gestellt, würde uns das wahrscheinlich auffallen, da er anders ausgerichtet wäre als die Augen. Da aber Mund und Augen verändert sind, gibt es eine Referenz, und wir nehmen das ganze Bild als stimmig wahr.

Die beiden ersten Modelle konnten jeweils anhand einiger Forschungen belegt werden, allerdings sprechen nicht alle Ergebnisse für diese Theorien. Also wurde eine weitere Hypothese aufgestellt, die besagt, dass wir eine auf dem Kopf stehende Mimik nicht deuten können und uns in diesem Fall nur an der Position der typischen Gesichtsmerkmale orientieren. Da beim Titelbild dieses Buches Augen und Mund für ein auf dem Kopf stehendes Gesicht an der richtigen Stelle sind, empfinden wir das Bild als unauffällig. Bestätigung für diese Theorie erhielten die Wissenschaftler in Experimenten, bei denen sie den Teilnehmern aufrecht stehende Porträts gezeigt und danach dieselben Bilder mit unterschiedlichen Veränderungen auf den Kopf gedreht hatten. Manipulationen, die nichts mit der Mimik zu tun hatten, wie zum Beispiel eine nachträglich aufgemalte Zahnlücke, fielen den Probanden auf. Ein umgedrehter Mund oder falsch herum abgebildete Augen wie auf dem Titelbild dieses Buches blieben dagegen unentdeckt.

Interessanterweise ergaben Hirnstrommessungen, dass das menschliche Gehirn auf die bearbeiteten Bilder reagiert, auch wenn diese auf dem Kopf stehen. Nur werden wir uns dessen nicht bewusst, da diese Wahrnehmungen unmittelbar von anderen, übergeordneten Hirnprozessen überschrieben zu werden scheinen. Was da genau in unseren grauen Zellen vonstattengeht, ist bisher nicht ausreichend erforscht und wird die Wissenschaftler wohl noch eine Weile beschäftigen. Die Ergebnisse werden uns bestimmt spannende Erkenntnisse im Hinblick darauf bringen, wie wir Gesichter wahrnehmen.

Fakt ist, dass wir unterbewusst vor allem auf Mund und Augen achten, wenn wir ein Gesicht betrachten.

Wie geht es Ihnen, wenn Sie sich das folgende Bild von mir ansehen?

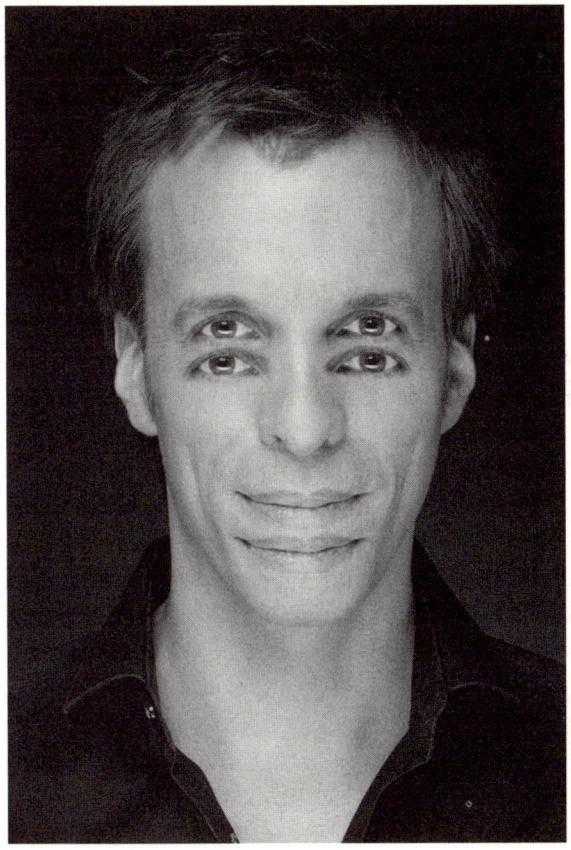

Ich wette, Sie sind irritiert und haben ein merkwürdiges Gefühl, denn Ihre Augen kommen einfach nicht zur Ruhe.

Warum ist das nun so? Ganz einfach: Wir sind es gewohnt, einem anderen Menschen in die Augen zu schauen, und da ich auf dem Bild zwei Augenpaare habe und dazu noch zwei Münder, finden Sie nicht das übliche Muster von Augen und Mund vor, das Sie unterbewusst gespeichert haben. Ihr Blick springt suchend zwischen den Mündern und Augen hin und her.

Wie entscheidend diese «Bauteile» für uns sind, um ein Gesicht zu erkennen, zeigt sich auch bei Comic-Figuren. Egal wie abstrakt oder ungewöhnlich sie sind, solange mit wenigen Strichen Augen und Mund eingezeichnet wurden, erkennen wir darin ein Gesicht.

Ein gutes Beispiel dafür ist der Smiley, den der amerikanische Werbegrafiker Harvey Ball 1964 erfand. Der Smiley besteht nur aus einem simplen Kreis, zwei ovalen Punkten und einem Halbkreis, und trotzdem erkennen wir in der einfachen Zeichnung ein Gesicht mit Augen und Mund.

Es geht sogar noch reduzierter, denn in Zeiten des Internets reichen die folgenden drei Satzzeichen, um ein lachendes Gesicht darzustellen: **:-)**

Mit diesen sogenannten «Emoticons» drücken wir heutzutage wie selbstverständlich in Chats und Mails Gefühle und Stimmungen aus.

- **:-(** ist das Emoticon für Ärger oder Enttäuschung.
- **;-)** ist ein Zwinkern.
- **:-D** ist ein lautes Lachen.
- **:-0** drückt Erstaunen aus.

Sie kennen sicher noch viele weitere dieser Zeichenfolgen.

Die Idee zu dieser Ausdrucksform hatte übrigens der Informatikstudent und spätere Professor Scott E. Fahlman schon im Jahr 1982. Nachdem einige seiner ironischen Bemerkungen und Witze, die er in einem Internetforum veröffentlicht hatte, missverstanden wurden, stellte er eine Nachricht ins Netz, deren deutsche Übersetzung lautet:

```
19-Sep-82 11:44   Scott E Fahlman   :-)
Von: Scott E Fahlman <Fahlman at Cmu-20c>

Ich schlage die folgende Zeichensequenz vor,
um Scherze zu markieren:  :-)

Lest es seitwärts. Eigentlich ist es angesichts
der aktuellen Entwicklungen wahrscheinlich
ergiebiger, Dinge zu markieren, die KEINE
Scherze sind. Benutzt dafür  :-(
```

Diese Idee verbreitete sich erstaunlich schnell, und mit der Zeit entstanden immer mehr Emoticons.

Für mich ist dabei überraschend, dass sich in Japan eine andere Form von Emoticons durchgesetzt hat. Dort werden zwar ebenfalls Gesichter durch einfache Folgen von Satzzeichen dargestellt, allerdings werden sie horizontal gelesen.

(^_^) ist ein lachendes männliches Gesicht.

(^.^) steht für ein lachendes weibliches Gesicht. Der Mund wird anders dargestellt als beim männlichen Lachen, da es Japanerinnen traditionell nicht erlaubt ist, in der Öffentlichkeit laut zu lachen und dabei ihre Zähne zu zeigen.

Meine Highlights der japanischen Emoticons sind:

\(^_^)/ als Symbol für Jubeln, mit hochgerissenen Armen.

(*_*) um von etwas zu schwärmen, mit funkelnden Augen.

DU BIST MAGIE

(+_°) für high oder betrunken sein.

(^_\\\) glücklicher Emo.

Das Wissen um die Tatsache, dass wir Menschen auch in den abstraktesten Formen Gesichter erkennen können, macht sich auch die Werbebranche zunutze. Wenn Sie mögen, nehmen Sie eine Zeitschrift zur Hand und sehen Sie nach, ob Sie darin eine Anzeige für eine Armbanduhr finden. Meine Vorhersage lautet: Die Zeiger der Uhr stehen auf zehn Uhr zehn. Stimmt's?

Ich bin kein Hellseher, sondern weiß von einem Bekannten, seines Zeichens Uhrmacher, dass für Anzeigenfotos die Uhren meistens auf diese Zeit gestellt werden. Die Zeiger sehen in dieser Position wie ein lachender Mund aus, und das runde Zifferblatt symbolisiert das Gesicht. Durch dieses «happy face» soll die Uhr etwas Positives ausstrahlen und zum Kauf anregen.

Ich kann mir gut vorstellen, dass Sie Uhrenwerbung von nun an mehr Aufmerksamkeit schenken werden als zuvor. ;-)

✏ GEHEIMNISVOLLE KARTE

Bitte entscheiden Sie sich im Stillen für eine der sechs Spielkarten und prägen Sie sich diese ein.

Blättern Sie jetzt bitte um.

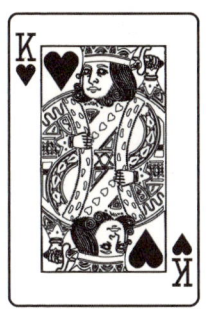
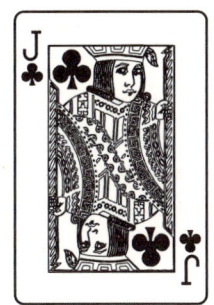

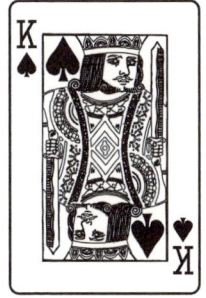
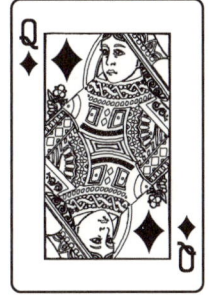

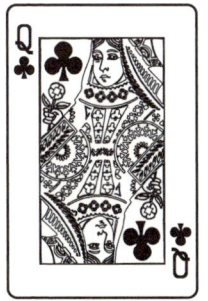
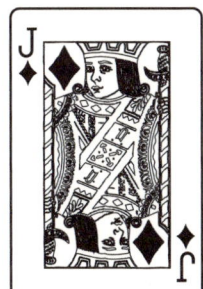

Projizieren Sie in Gedanken die ausgewählte Karte auf diese leere Fläche.

Vielleicht erscheint zuerst nur der Wert, danach das Bild und dann erst die Farbe. Gehen Sie dabei in Ihrem Tempo vor, bis Sie Ihre Karte in Ihrer Phantasie deutlich vor sich sehen.

Hier sehen Sie nur noch fünf Spielkarten, und genau Ihre ist nicht mehr dabei. Stimmt's?

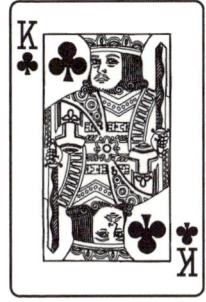 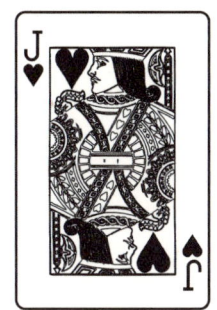

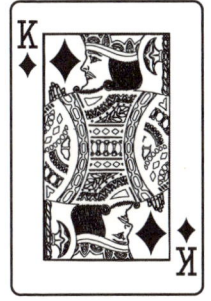 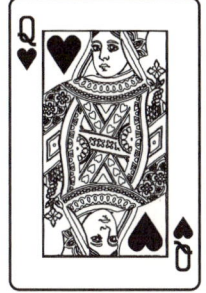

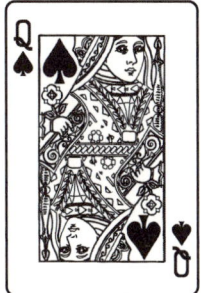

Hinter den Kulissen

Vielleicht haben Sie diesen Trick zuvor schon einmal im Internet gesehen und sind trotzdem bisher nicht dahintergekommen, wie er funktioniert. Ganz einfach: Vergleichen Sie mal die Karten, aus denen Sie sich zu Beginn eine ausgesucht haben, mit den Karten bei der Auflösung. Bemerken Sie irgendwelche Unterschiede?

Genau, es sind komplett andere Spielkarten. Dass Ihnen das vorhin nicht aufgefallen ist, liegt unter anderem an der Aufmerksamkeitsfokussierung. Ich hatte Sie gebeten, sich eine Karte einzuprägen – nicht alle. Also haben Sie sich die anderen Karten auch nicht im Detail gemerkt. Sie werden wahrgenommen haben, dass es ausschließlich Bildkarten waren – mehr nicht. Da die letzte Grafik auch nur aus Bildkarten besteht, ist Ihnen nichts «verdächtig» vorgekommen.

Das Kernprinzip dieser Täuschung ist die sogenannte Veränderungsblindheit. Das bedeutet, wir nehmen teilweise große Änderungen in dem, was wir sehen, nicht wahr, wenn unsere Aufmerksamkeit vorübergehend abgelenkt wird.

Ein klassisches Experiment zum Nachweis der Veränderungsblindheit wurde auch schon einige Male bei Unterhaltungssendungen mit versteckter Kamera gezeigt. Dabei fragt ein Eingeweihter einen Passanten nach dem Weg. Mitten im Gespräch tragen dann zwei weitere Personen, die zum Team gehören, als Bauarbeiter verkleidet eine Tür oder ein großes Holzbrett zwischen dem Passanten und dem Eingeweihten hindurch, sodass dieser kurz verdeckt ist. Hinter der kurzzeitigen Deckung wird der Eingeweihte schnell durch eine andere Person ersetzt. Nur die Hälfte der Passanten bemerkte den Austausch, der Rest setzte das Gespräch fort, als wäre nichts geschehen. Dabei unterschied sich die ausgetauschte Person in der Regel durch Kleidung, Größe, Frisur und Stimme deutlich von der ersten. Als TV-Zuschauer lacht man über solche Szenen, aber ganz gefeit sind wir alle nicht dagegen.

Das liegt daran, dass wir unsere Umwelt längst nicht so detailliert wahrnehmen, wie wir glauben. Wir verschaffen uns zwar sehr schnell einen Überblick, aber meist nur so genau wie nötig. Wir erfassen lediglich das Wesentliche und keine Details, denn das ist in den meisten Fällen ausreichend. In dem geschilderten Beispiel erkennen wir also bloß: «Da fragt mich jemand nach dem Weg» oder «Da sind Spielkarten abgebildet».

Unser Gehirn spart durch diese Vorgehensweise wertvollen Speicherplatz, denn es ist überflüssig, alle Details unserer Umwelt im Kopf zu behalten. Schließlich haben wir die Welt vor Augen und können jederzeit hinsehen. Genau das hindert uns daran, kleine Veränderungen in unserer Umgebung zu bemerken, wenn wir nicht genau in dem Moment hinschauen, in dem sie geschehen.

Bei unserem Experiment habe ich Sie dadurch abgelenkt, dass ich Sie gebeten habe, die ausgewählte Karte gedanklich auf die leere Fläche zu projizieren und dann erst auf die Grafik mit den fünf Karten zu schauen. Durch diese Unterbrechung hatten Sie keinen direkten Vergleich zwischen der ersten und der zweiten Kartengruppe. Wären die Abbildungen direkt nebeneinander angeordnet gewesen, wären Ihnen die Unterschiede bestimmt sofort aufgefallen.

Wir haben also kein exaktes Bild der Situation vor der Veränderung im Kopf, auch wenn wir das oft glauben. Aus diesem Grund hatten Sie auch nicht die Details der Karten präsent, die am Anfang unseres Experiments abgedruckt waren.

Die bittere Wahrheit lautet also: Wir nehmen weniger wahr, als wir glauben.

Um uns so sehr abzulenken, dass wir eine Veränderung nicht wahrnehmen, genügt sogar schon der Bruchteil einer Sekunde. Es reicht ein Blinzeln oder eine Augenbewegung, während wir unseren Blick auf eine andere Stelle fixieren.

In Studien hat man Probanden Fotos auf einem Bildschirm gezeigt, mit dem Auftrag, auf jede Veränderung zu achten. Dabei haben die Forscher per Computer den Lidschlag der Testpersonen überwacht, sodass sie die Bilder genau in dem Moment gegen veränderte Varianten austauschen konnten, in dem der Proband die Augen beim Blinzeln geschlossen hatte. So war auf einem Bild ein Paar zu sehen, das auf einem Balkon bei einem Glas Wein zusammensaß. Hinter ihnen war die Brüstung des Balkons auf Schulterhöhe zu erkennen. In der veränderten Version war das Bild so manipuliert, dass sich das Geländer nicht mehr auf Schulter-, sondern auf Nasenhöhe befand, also ein deutlicher Unterschied. Ein Großteil der Probanden bemerkte die Veränderungen jedoch gar nicht, da das Umspringen des Bildes für sie durch den gleichzeitigen Lidschlag nicht sichtbar war. Damit war ihnen auch die vorgenommene Veränderung nicht bewusst.

In dem Zusammenhang stellt sich auch die Frage, warum wir nichts davon mitbekommen, wenn wir blinzeln, was wir ungefähr alle vier Sekunden tun. Eigentlich müsste es uns jedes Mal für den Bruchteil einer Sekunde schwarz vor Augen werden. Das geschieht aber nicht, da das Gehirn immer kurz vor dem Schließen der Lider das Signal, das die Augen ihm liefern, sozusagen auf «Pause» stellt und erst nach dem Öffnen der Augen neue Informationen abfragt. Dieses System gibt es übrigens nur bei uns Menschen und bei den Säugetieren. Vögel dagegen blinzeln erst mit einem und danach mit dem anderen Auge, damit sie nichts verpassen.

Beim Schneiden von Filmen macht man sich die Phänomene der Veränderungsblindheit ebenfalls zunutze. Jeder Bildschnitt imitiert einen Perspektivwechsel, den wir im echten Leben dadurch erreichen, dass wir die Blickrichtung wechseln. Während der Augenbewegung nehmen wir unsere Umgebung kurzzeitig nicht wahr, wodurch es zu einer Unterbrechung kommt. (Siehe auch *Stillstehende Zeit*, Seite 240.)

Genauso registrieren wir einen Bildwechsel im Film unterbewusst als eine Unterbrechung, die ebenfalls zu Veränderungsblindheit führt. Aus diesem Grund bemerken wir nur selten kleine, unbeabsichtigte Veränderungen, die während des Schnitts stattfinden. In der Fachsprache nennt man das Anschlussfehler, das heißt, man hat bei den Dreharbeiten nicht darauf geachtet, dass nach dem Wechsel der Kameraperspektive wirklich alles genauso aussieht wie zuvor.

Im Rahmen eines Versuchs wurde mit dem Umschnitt der Hauptdarsteller ausgetauscht. Was schätzen Sie, wie vielen Teilnehmern dieser grobe Unterschied aufgefallen ist? Es waren nur 33 Prozent aller Probanden. Die anderen scheinen die Szene eher als Ganzes gesehen und zwar wahrgenommen zu haben, dass ein Mann mitspielt, die Details zu seinem Aussehen waren ihnen offensichtlich aber nicht bewusst. Dadurch fiel ihnen nicht auf, dass vor dem Perspektivwechsel ein anderer Darsteller die Rolle spielte als danach.

Das Wissen um diese menschliche Schwäche führt dazu, dass selbst bei aufwendigen Hollywood-Produktionen aus Kostengründen oft darauf verzichtet wird, Szenen neu zu drehen, wenn sich ein Anschlussfehler eingeschlichen hat. Die Chance, dass der Fehler bemerkt wird, ist nun mal denkbar gering. In *Titanic* gibt es zum Beispiel eine Szene, in der sich ein Nebendarsteller während des Schiffsuntergangs an einen Fahnenmast klammert. In einer Einstellung hat er keine Schwimmweste an, nach dem Umschnitt trägt er plötzlich eine. Ich vermute, das ist bisher nur den wenigsten aufgefallen.

Wenn Sie Lust auf weitere Anschlussfehler haben, empfehle ich Ihnen die Seite *www.moviemistakes.com*. Dort finden Sie zu allen großen Filmen Listen mit den bisher von Zuschauern gefundenen Fehlern. Bei *Titanic* sind es insgesamt 204, allerdings steht der Film damit bloß auf Platz 16 der Fehler-Charts. Platz 1 hat *Apocalypse Now* mit 390 Patzern inne.

Ob wir bei einem Film einen Anschlussfehler entdecken oder nicht, hat für unser Leben in der Regel keine großen Auswirkungen. Im Straßenverkehr dagegen kann die Veränderungsblindheit gravierende Folgen haben. Bei mehr als 50 Prozent aller Kollisionen im Straßenverkehr spielt die feh-

DU BIST MAGIE

lende oder verspätete Wahrnehmung der Gefahrenquelle eine Rolle. Wechselt beispielsweise eine Ampel genau in dem Moment von Gelb auf Rot, in dem der Fahrer kurz in eine andere Richtung blickt, birgt das die Gefahr, dass er die Veränderung nicht oder zu spät erkennt und gegebenenfalls die rote Ampel sogar überfährt. Auch kurze Blendungen von entgegenkommenden Fahrzeugen oder Schlamm, der auf die Windschutzscheibe spritzt, können im ungünstigen Fall von Veränderungen ablenken. So kann es passieren, dass der Fahrer einen Fußgänger, der auf die Straße läuft, oder ein Auto, das aus einer Seitenstraße kommt, zu spät bemerkt.

Studien besagen, dass der Fahrer, da er sich auf das Steuern des Fahrzeugs konzentriert, anfälliger für Veränderungsblindheit ist als der Beifahrer. Letzterem fallen Veränderungen wie das Umspringen der Ampel eher auf. Seitdem ich das weiß, gehe ich entspannter damit um, wenn ich einen Beifahrer habe, der «mitbremst». Denn sollte ich durch kurzzeitige Blindheit das Umspringen einer Ampel oder eine andere wichtige Veränderung verpassen, könnte die Reaktion meines Beifahrers mir helfen, einen Unfall zu vermeiden.

Zum Abschluss noch eine Bitte an Sie, liebe Leserinnen: Wenn Ihr Freund oder Mann das nächste Mal Ihre veränderte Frisur oder Ihr neues Kleid wieder nicht bemerkt, dann seien Sie bitte nachsichtig. Er kann nichts dafür – es handelt sich um einen klassischen Fall von Veränderungsblindheit.

Halten Sie beide Hände vor den Körper und deuten Sie mit den Zeigefingern aufeinander. Die anderen Finger sind eingeklappt.

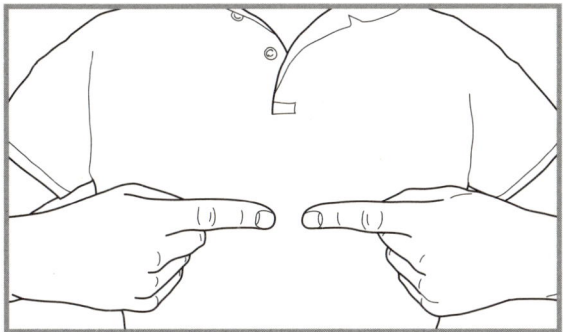

Zunächst lassen Sie den rechten Zeigefinger in eine beliebige Richtung kreisen. Stoppen Sie die Bewegung und lassen Sie nun den linken Zeigefinger in die andere Richtung kreisen. Bis jetzt wird Ihnen nichts Ungewöhnliches aufgefallen sein.

Doch als Nächstes folgt der verhexte Kreis: Lassen Sie beide Zeigefinger gleichzeitig kreisen, und zwar in entgegengesetzten Richtungen.

Es ist wie verhext, denn es wird Ihnen nicht auf Anhieb gelingen.

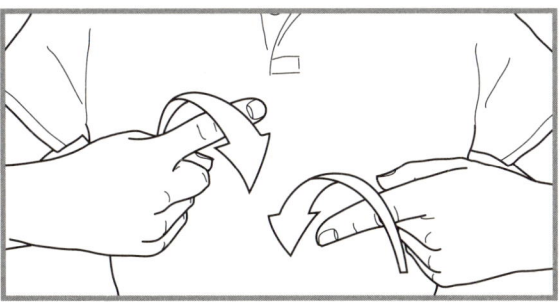

Hinter den Kulissen

Wie kommt es, dass wir die Finger einzeln wie gewünscht bewegen können, aber im Zusammenspiel verzweifeln, weil es uns nicht gelingt? Ganz einfach: Es ist die fehlende Übung. Denn wie oft müssen Sie im Alltag die Zeigefinger in entgegengesetzte Richtungen kreisen lassen? Vermutlich eher selten. Wenn Sie es jedoch jeden Tag übten, würden Sie es irgendwann ganz selbstverständlich beherrschen.

Genauso ist es mit dem Radfahren oder Schwimmen. Wie heißt noch mal die Redensart? «Das ist wie Radfahren, das verlernt man nicht.» Genauso ist es. Selbst wenn man 30 Jahre lang nicht auf einem Drahtesel gesessen hat, kann man nach einer kurzen Eingewöhnungszeit so sicher in die Pedale treten wie früher – sofern man noch in der entsprechenden körperlichen Verfassung ist.

Viele Dinge, die wir als Erwachsene selbstverständlich tun, haben wir als Kinder mühsam erlernt. Wenn Sie kleine Kinder beobachten, die gerade laufen lernen, wissen Sie, wie viele Versuche und Fehlschläge es braucht, bis dieser neue Bewegungsablauf ihnen in Fleisch und Blut übergegangen ist. Heute laufen wir, ohne bewusst darüber nachzudenken, obwohl dieser Vorgang wesentlich komplexer ist als das Fingerkreisen aus dem Experiment. Wie kompliziert das Zusammenspiel von Muskeln, Sehnen und Gelenken und so weiter beim Gehen ist, zeigt sich bei der Entwicklung von humanoiden Robotern. Erst Ende des 20. Jahrhunderts ist es den Wissenschaftlern gelungen, diese menschenähnlichen Maschinen so zu bauen, dass sie sich wie wir auf zwei Beinen fortbewegen können. Wie ausgeklügelt unser Körper ist und über welche besonderen Fähigkeiten wir verfügen, wird uns, wie in diesem Fall, oft erst bewusst, wenn wir versuchen, die Natur mit unseren technischen Möglichkeiten zu imitieren.

Unser Experiment mit dem Fingerkreisen ist auch deshalb

so überraschend, da die meisten von uns es nicht mehr gewohnt sind, mühsam neue Bewegungsabläufe zu erlernen. Alles, was wir für den Alltag brauchen, haben wir uns als Kinder angeeignet. Die Fingerübung ist also sozusagen eine Zeitreise in Ihre Kindheit, denn so haben Sie sich in Ihren ersten Lebensjahren oft gefühlt. Dass Sie heute laufen, essen und sich allein die Schuhe zubinden können, zeigt lediglich, dass Sie damals drangeblieben sind und so lange geübt haben, bis es geklappt hat.

Selbst die komplexesten Bewegungen laufen bei den meisten Menschen unterschwellig ab, oder denken Sie beim Autofahren etwa noch über Gas, Bremse, Kupplung und Blinker nach? Vor meiner ersten Fahrstunde fragte ich meinen Vater, welches Pedal das Bremspedal sei, und er musste kurz überlegen, bevor er mir antworten konnte. Und das, obwohl er viel mit dem Auto unterwegs war. Das zeigt, wie tief selbst anspruchsvolle Koordinationsaufgaben in unser Unterbewusstsein rutschen.

Wir laufen bei alltäglichen, wiederkehrenden Abläufen sozusagen auf Autopilot, allerdings kann uns gerade das manchmal das Leben schwermachen. Laut Berichten haben Menschen nach Flugzeugabstürzen wertvolle Zeit verloren, da sie die Gurte nicht schnell genug öffnen konnten. Ursache ist der Verschlussmechanismus der Anschnallgurte, der im Flugzeug anders funktioniert als im Auto. Da wir in der Regel öfter mit einem Pkw unterwegs sind als mit einem Flugzeug, hat sich in unser Gehirn eingebrannt, dass wir auf einen Knopf drücken müssen, um einen Gurt zu lösen. Dies führte in der Vergangenheit dazu, dass sogar erfahrene Piloten, die außer Dienst als Passagiere an Bord waren, nach einem Absturz mehrmals auf ihren Gurtverschluss drückten, um ihn zu öffnen, bevor ihnen klarwurde, dass sie nicht drücken, sondern an der Schnalle ziehen mussten.

Bei bekannten, geübten Situationen reagiert unser Gehirn also schnell und automatisch, anders als bei dem Fingerkreisen zu Beginn. Es analysiert nicht erst lange die genauen Umstände, sondern ruft Abläufe ab, die sich in ähnlichen Situationen in der Vergangenheit als nützlich erwiesen haben. Ein weiteres Beispiel dafür, dass diese Automatismen nicht immer sinnvoll sind, zeigt das «Broken Escalator Phenomenon», zu Deutsch das «Kaputte-Rolltreppen-Phänomen», das der Sportwissenschaftler Dr. Raymond Reynolds und der Neurologe Professor Adolfo M. Bronstein untersucht haben.

Sie kennen vielleicht die Situation: Eine Rolltreppe ist ausgefallen. Sie sehen das und sind sich bewusst darüber, dass Sie die sich nicht bewegende Treppe Stufe um Stufe hochlaufen müssen. Bei den ersten Schritten haben Sie dennoch das Gefühl, als würde die Treppe ruckeln, und kommen aus dem Gleichgewicht, müssen sich vielleicht sogar am Geländer festhalten. Oder Sie laufen am Flughafen über eines der Personenfließbänder, das erkennbar stillsteht. Auch hier gehen Sie die ersten Schritte merkwürdig unsicher.

Wissenschaftler haben herausgefunden, dass die Ursache für die wackeligen Schritte auf einer stehenden Rolltreppe das unterbewusst laufende Programm für «Rolltreppe» ist, das unser Körper, von uns unbemerkt, im Gehirn startet, sobald wir eine Fahrtreppe betreten. Meist haben wir in jungen Jahren das erste Mal eine Rolltreppe benutzt, und unser Körper hat schnell gelernt, dass er eine Ausgleichsbewegung machen muss, um beim Wechsel vom festen Boden auf die fahrenden Stufen nicht aus dem Gleichgewicht zu kommen.

Das Erstaunliche ist, dass unser Körper diesen Automatismus auch dann startet, wenn die Rolltreppe stillsteht und wir das deutlich erkennen können, bevor wir sie betreten. Dadurch, dass unser Unterbewusstsein die bei einer fahrenden Treppe sinnvolle Gegenbewegung automatisch ausführt, bringen wir uns bei einer stehenden Treppe selbst aus dem Gleichgewicht und brauchen ein paar Schritte, bis wir wieder sicher auf die Stufen treten.

Wenn Sie das nächste Mal an einer stehenden Rolltreppe

oder einem Personenfließband vorbeikommen, probieren Sie es ruhig mal bewusst aus. Manche Menschen beschreiben, dass es sich anfühlt, als würden sie auf die Treppe gesogen. Wenn Sie andere Menschen beim Betreten einer kaputten Fahrtreppe beobachten, werden Sie sehen, dass die meisten die gleiche Erfahrung machen wie Sie.

Für ihre Studien haben Dr. Raymond Reynolds und Professor Adolfo M. Bronstein Probanden am Körper und den Beinen mit Sensoren ausgestattet, welche die Muskelbewegungen und die genaue Körperhaltung registrierten. Zunächst mussten die Teilnehmer 20-mal von einer statischen Plattform aus auf ein Fließband treten, das wie im Fitnessstudio in entgegengesetzter Richtung fuhr, und auf der Stelle laufen. Dann wurde das Band angehalten, was auch offen kommuniziert wurde, und die Probanden liefen zehnmal von der Plattform aus auf das jetzt stehende Band. Beim ersten Mal kamen alle aus dem Gleichgewicht und griffen nach dem Geländer. Bei den folgenden Durchgängen gewöhnten Sie sich aber schnell an die neuen Umstände und blieben immer mehr in Balance.

Die Messungen ergaben, dass alle Probanden in der Versuchsreihe mit dem abgeschalteten Band den Oberkörper nach vorn gelehnt hatten. Eben so, wie es zuvor nötig war, um das Gleichgewicht zu halten, als sich das Laufband noch bewegte. Außerdem erhöhten sie ihre Schrittgeschwindigkeit, sobald sie auf dem Band waren. Dieses Tempo hatten sie sich in den ersten Durchgängen mit dem angeschalteten Band angewöhnt, um sich an die Geschwindigkeit anzupassen und auf der Stelle laufen zu können.

Schon 20 Durchgänge reichen also aus, damit unser Körper ein neues Programm für eine neue Situation entwickelt. Dieses Programm führt unser Unterbewusstsein demnach selbst dann aus, wenn wir wissen und sehen, dass sich an den Umständen etwas Gravierendes geändert hat, wie zum Beispiel der Stillstand des Fließbandes oder der Rolltreppe.

Unser Bewusstsein und jene Teile unseres Gehirns, die unsere Bewegungen steuern, können unsere Umwelt also parallel auf verschiedene Arten wahrnehmen. Das liegt daran, dass unser Hirn Prioritäten setzt, welche Sinneseindrücke so relevant sind, dass sie überhaupt unser Bewusstsein erreichen, damit wir unsere Körperbewegungen bewusst steuern. Grundsätzlich ergibt das durchaus einen Sinn in unserer Welt voller Informationen und Möglichkeiten. Stellen Sie sich vor, wie schwerfällig und langsam wir wären, wenn wir jede einzelne Körperbewegung willentlich steuern müssten.

In den meisten Fällen ist unser eingebauter Autopilot ja auch nützlich. So können sich all jene glücklich schätzen, die blind mit allen zehn Fingern tippen können und dadurch Zeit beim Schreiben sparen. Auch bei der täglichen Heimfahrt aus dem Büro muss kaum jemand bewusst über den Weg nachdenken. Nur wenn wir zum Beispiel auf kaputte Rolltreppen treffen, wäre ein Knopf zum Umschalten auf manuelle Kontrolle hilfreich.

⬤ GEDANKENÜBERTRAGUNG

Hier sehen Sie zwei Phantasiewesen, die zwar keinen Mund haben, um zu reden, aber sie können in Gedanken mit Ihnen sprechen.

Beide Wesen versuchen gerade, Ihnen ihre Namen zu übermitteln. Eines heißt Buba, das andere Kiki. Schauen Sie den Phantasiegebilden tief in die Augen und entscheiden Sie danach intuitiv, wer Ihrer Meinung nach Kiki und wer Buba ist. Blättern Sie kurz um, auf der nächsten Seite oben finden Sie die Auflösung.

Und, lagen Sie richtig? Dann ist es Ihnen ergangen wie 98 Prozent aller Menschen.

Hinter den Kulissen

Das Geheimnis dieses Rätsels liegt in der Verkopplung verschiedener Sinne.

Wenn wir den Namen «Buba» hören, dann assoziieren wir den Klang mit Beschreibungen wie «weich», «rund» und «warm», weshalb wir ihn eher dem abgerundeten Wesen zuordnen. «Kiki» hört sich dagegen «hart», «spitz» und «kalt» an, weshalb wir ihn automatisch mit der spitzen Form des

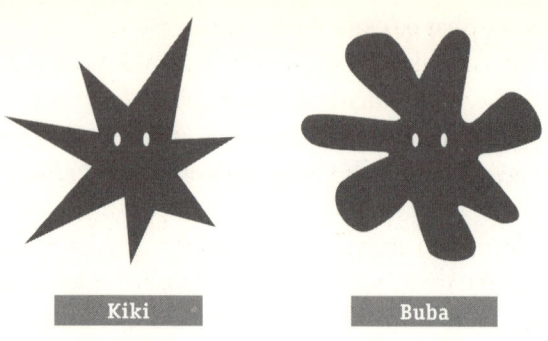

Kiki   Buba

rechten Wesens verbinden. Das heißt, wir nehmen den Klang der Namen nicht nur akustisch wahr, sondern assoziieren ihn außerdem mit den optischen Eindrücken der Zeichnungen.

In anderen Bereichen assoziieren wir ebenfalls verschiedene Sinneseindrücke, etwa nennen wir hohe Töne «hell», tiefe dagegen «dunkel», und bestimmte Farben nehmen wir als «warm» wahr, andere als «kalt». Ein Teilnehmer in einem meiner Seminare sagte: Wenn er Bayrisch spreche, dann sei Sprache für ihn «rund», wenn er sich um Hochdeutsch bemühe, sei sie «viereckig».

Menschen, bei denen die Sinne nicht nur assoziativ verknüpft sind, sondern bei denen echte multisensorische Sinneswahrnehmungen regelmäßig und intensiv auftreten, nennt man Synästhetiker. Das Wort Synästhesie ist abgeleitet von den altgriechischen Wörtern «syn» für «zusammen» und «aisthesis» für «Empfinden».

Ungefähr vier Prozent der Menschen sind Synästhetiker und sehen zum Beispiel unwillkürlich Farben, wenn sie Geräusche oder Musikinstrumente hören, oder haben bei Zahlen und Buchstaben ein Geruchs- oder Geschmacksempfinden. Dabei kommt es immer zu denselben individuellen synästhetischen Empfindungen. Der eine empfindet zum Beispiel den Buchstaben «A» jedes Mal als blau, für einen anderen ist jedes «A» vielleicht gelb, schmeckt der Mond sahnig, riecht Zimt grün, klingt ein Baum wie eine Bassgitarre, sind Bauchschmerzen hellblau oder hat das Jahr die Form einer Rolltreppe. Genauso gibt es Synästhetiker, die Musik schmecken, Schmerzen hören, Geschmäcker als Formen sehen oder Zahlen riechen.

Das klingt faszinierend, kann aber auch unangenehm sein, zum Beispiel wenn eine häufig vorkommende Farbe wie Rot mit dem Geruch nach faulen Eiern verknüpft wird. Synästhesie kann jedoch auch enorme Vorteile haben: Es gibt Synästhetiker, die Daten und Termine plastisch in einer räumlichen Anordnung vor sich sehen. Dadurch können sie sich zukünftige Termine leicht merken und sich an vergangene Ereignisse und historische Daten besser erinnern. Das haben britische Forscher vor kurzem in Versuchen mit Synästhetikern erstmals nachgewiesen.

Die Ursache für diese besondere Form der Wahrnehmung ist wissenschaftlich noch nicht erwiesen, allerdings gibt es Theorien, dass diese Fähigkeit vererbt wird. Andere Forscher glauben, dass Gehirnschädigungen dafür verantwortlich sind, und eine weitere Hypothese betrachtet die Synästhesie als Symptom eines schneller vernetzten Gehirns.

Viele Menschen sind sich dieser «verschmolzenen Sinne» jedoch gar nicht bewusst. So hat man unter Kunststudenten eine Studie durchgeführt, bei der sich 23 Prozent der Teilnehmer als unbewusste Synästhetiker erwiesen. Achten Sie einmal bei sich darauf, ob Sie ebenfalls unbemerkt Dinge multisensorisch wahrnehmen. Vielleicht lösen bei Ihnen Buchstaben, Wörter oder Zahlen auch Farbempfindungen aus.

Bei dem Experiment mit Kiki und Buba spricht man übrigens von «Pseudosynästhesie», da es sich hier um keine unwillkürliche Verknüpfung verschiedener Sinne handelt, sondern um Assoziationen, die wir im Lauf unserer Entwicklung erlernt haben.

Wenn Sie herausfinden möchten, ob bei Ihnen Zahlen eine echte Synästhesie hervorrufen, dann machen Sie dazu den folgenden Test. Wie lange brauchen Sie, um alle Zweien in der Abbildung auf der nächsten Seite zu finden?

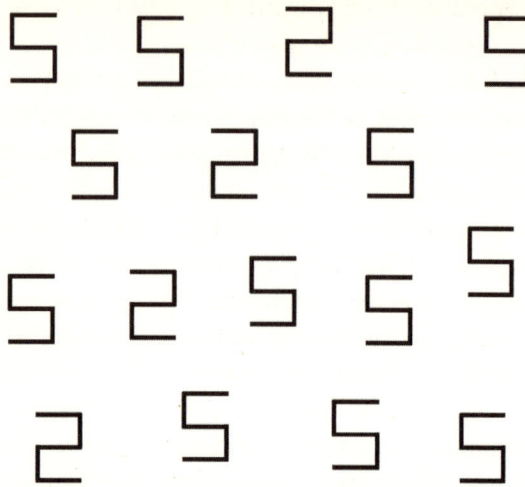

Da die Fünfen und Zweien in der Grafik für das «normale» Gehirn sehr ähnlich aussehen, braucht ein Großteil von uns recht lange für die Aufgabe. Synästhetiker, die Zahlen mit Farben verbinden, lösen die Aufgabe dagegen sehr schnell, da ihnen die andersfarbig wahrgenommenen Zweien förmlich ins Auge springen. Na, wie schnell waren Sie, und wie viele Zweien haben Sie gefunden?

Nur zur Vollständigkeit: Es sind genau vier.

Synästhesieähnliche Zustände können auch durch die Einnahme von bewusstseinserweiternden Drogen, speziell von LSD, erreicht werden. Aus diesem Grund wurde in den 1960er Jahren auch «synästhetisch» als Synonym für «psychedelisch» verwendet. Da auszuschließen ist, dass sich durch den Konsum von Rauschmitteln innerhalb weniger Stunden neue neuronale Strukturen bilden, geht man davon aus, dass durch die Einnahme von psychoaktiven Substanzen vorübergehend gewisse Blockaden aufgehoben werden. Dadurch wird die verstärkte multisensorische Wahrnehmung möglich. Das bedeutet: Jeder von uns besitzt diese Fähigkeit, nur hat nicht jeder im gleichen Maße Zugang dazu. Nach den aktuellen Erkenntnissen der

Forschung gibt es allerdings keine Möglichkeit, diese Blockade willentlich oder durch Übung zu überwinden.

Aber seien Sie nicht enttäuscht, wenn Sie kein echter Synästhetiker sind, so wie der Großteil der Menschheit. Denn es ist auch spannend, sich genauer anzuschauen, wie wir als Pseudosynästhetiker rein sprachlich die verschiedenen Sinne verknüpfen, wenn wir Dinge assoziieren oder in Metaphern sprechen. Wir reden von «klirrender» Kälte und «scharfer» Soße. Sexuell attraktive Menschen bezeichnen wir als «heiß», sexuell unattraktive Menschen lassen uns «kalt». Forscher haben ermittelt, dass wir pro Minute ungefähr sechs Metaphern benutzen, wodurch wir komplexe Dinge ohne viele Worte ausdrücken können. Mit dem Wort «Lebensabend» beschreiben wir zum Beispiel viel mehr als mit der Formulierung «im Alter».

In der Werbung für einen Schokoriegel heißt es:

«...

Regen weint an Fensterscheiben. Herz – Irrgarten ohne Licht,
findet keinen Platz zum Bleiben, denn es gibt dich einfach nicht.
Und plötzlich bist du da.

Du bist der hellste Punkt an meinem Horizont!
Du bist der Farbenklecks in meinem «Grau-in-Grau»!
Du bist das Hänschenklein in meinem Kinderlied!
Merci, dass es dich gibt!
...»

Durch diesen Text werden wir, ob wir es wollen oder nicht, auf mehreren Wahrnehmungskanälen gleichzeitig angesprochen und in eine Bilderwelt hineingezogen. Diese Bilder berühren uns stärker als irgendwelche Fakten und sollen uns zum Kauf verleiten.

Um mit Aristoteles' Definition einer Metapher zu sprechen:

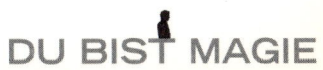
DU BIST MAGIE

«Wir geben Dingen einen Namen, der zu etwas anderem gehört.» Damit verbinden wir den beschriebenen Gegenstand mit einem ganzen Netzwerk an Bildern, Erfahrungen und Empfindungen.

In *Romeo und Julia* lässt Shakespeare Romeo sagen: «Der Osten ist's, und Julia ist die Sonne. Geh auf, du schöne Sonne.» Durch die Metapher Julia = Sonne haben wir ein viel besseres Bild von Julia, als hätte Shakespeare in unzähligen Worten versucht zu beschreiben, wie sie aussieht und was für ein Wesen sie hat.

Wir können die metaphorische Bedeutung von Wörtern also nicht ignorieren. Bei Tests hat man herausgefunden, dass grammatikalische Fehler in Sätzen übersehen werden, solange die darin verborgene Metapher Sinn ergibt. Ein Beispiel: «Manche Jobs sind Gefängnisse.» Dieser Satz ist auf der reinen Textebene falsch, metaphorisch dagegen stimmt er, und das können wir nicht ausblenden.

Metaphern umgeben uns jeden Tag und kreieren Erwartungen. Wenn Sie das nächste Mal Wirtschaftsnachrichten lesen, achten Sie darauf, in welcher Form in dem Text Metaphern benutzt werden. Es macht einen Unterschied, ob dort steht: «Der Dax hat dazugewonnen» oder «Der Dax klettert höher». In der zweiten Formulierung wird der Dax wie ein lebendiges Wesen beschrieben, das aktiv handelt und sich scheinbar weiter fortbewegen will. Die erste Formulierung beschreibt dagegen einen statischen Istzustand.

In diversen Studien mussten Probanden mehrere Artikel lesen, die die Schwankungen von Aktienkursen kommentierten, und anschließend die Kursentwicklung der nächsten Tage einschätzen. Diejenigen, die Artikel mit vielen «lebendigen» Metaphern gelesen hatten, sagten öfter als die Kontrollgruppe, die keine Metaphern zu lesen bekam, voraus, dass die Trends sich fortsetzten. Die Teilnehmer hatten den Kurs unterschwellig als etwas Lebendiges mit eigenem Willen gesehen, das ein Ziel erreichen möchte. Wenn zu lesen war, dass der Kurs immer höher und höher steige, gingen die Leser davon aus, dass der Anstieg unaufhaltsam weitergehe, und wurden mutiger bei ihren Investitionen – die sie sich manchmal gar nicht leisten konnten.

Zugegeben, dies ist ein ungewöhnliches Beispiel, aber es macht deutlich, wie durch Metaphern mehrere Sinne synästhetisch angesprochen werden und wir so ungewollt beeinflusst werden können.

Ähnliche Erfahrungen machten die Psychologen Loftus und Palmer in den 1970er Jahren. Sie zeigten Versuchspersonen einen kurzen Film, in dem zu sehen war, wie zwei Autos zusammenstießen. Danach sollten die Probanden die Geschwindigkeit der beiden Wagen zum Zeitpunkt des Zusammenstoßes schätzen. Das Ergebnis unterschied sich, je nachdem wie die Versuchsleiter fragten. Wollten sie wissen, wie schnell die Autos gefahren waren, als sie «zusammenstießen», lag die durchschnittlich geschätzte Geschwindigkeit deutlich niedriger als bei der Frage, wie schnell die Autos gefahren waren, als sie «ineinanderkrachten».

Wir Menschen denken in Bildern, daher rührt auch die Kraft der bildhaften, metaphorischen Sprache. Sie berühren andere viel stärker, wenn Sie Metaphern benutzen. Achten Sie mal darauf, wie viele Metaphern Sie selbst und die Leute in Ihrem Umfeld ständig benutzen. Sie werden überrascht sein, wie reich unsere Sprache an Bildern ist. Denken Sie allein an die Kosenamen, die wir unseren Liebsten geben: Hase, Mausi, Bärchen …

Vielleicht nehmen Sie ja auch Buba und Kiki in Ihren Kosewortschatz auf. «Buba», wenn der andere lieb ist, und «Kiki», wenn er etwas getan hat, was Ihnen weniger gefällt.

⬤ RÖNTGENBLICK

Nehmen Sie ein Blatt Papier und rollen Sie es zu einer dünnen Röhre zusammen, durch die Sie gerade noch hindurchsehen können. Alternativ können Sie auch eine dünne Zeitung oder Zeitschrift nehmen. Halten Sie nun die Röhre mit der rechten Hand vor Ihr rechtes Auge, die linke Hand positionieren Sie direkt links von der Röhre, mit der Handfläche zum Gesicht und den Fingern nach oben.

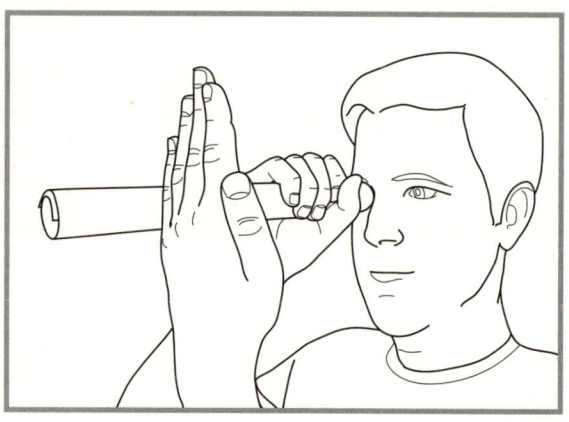

Mit dem rechten Auge blicken Sie durch die Röhre, mit dem linken auf die Innenfläche Ihrer linken Hand. Fokussieren Sie einen Punkt in der Ferne und lassen Sie die linke Hand entlang der Röhre vor- und zurückgleiten. In einer bestimmten Position haben Sie plötzlich den Eindruck, durch ein Loch in Ihrer Hand schauen zu können.

Sollte es bei Ihnen nicht sofort funktionieren, versuchen Sie es mit einem Seitenwechsel, also mit der Röhre vor dem linken Auge und der Hand vor dem rechten.

Hinter den Kulissen

Dieses Experiment ist nur möglich, da wir Menschen mit zwei Augen sehen. Was es damit genau auf sich hat, erkläre ich Ihnen später, zunächst geht es nämlich um die Frage: Warum haben wir überhaupt zwei Augen? Würde nicht ein einziges Auge reichen, das wie bei einem Zyklopen mitten auf der Stirn sitzt?

Mit diesem Thema hat sich der Evolutionsforscher und Neurobiologe Dr. Mark Changizi beschäftigt, denn ihn hat erstaunt, dass es in der Natur außer ein paar Krustentieren, wie zum Beispiel Wasserflöhen, nur sehr wenige Lebewesen mit einem Auge gibt. Dazu hat er zunächst untersucht, wo sich bei jedem Lebewesen die Augen befinden, sofern es welche hat, und was der Grund für die Positionierung sein könnte. In der Evolution haben sich Augen an einer exponierten Stelle durchgesetzt, um die Umwelt besser wahrnehmen zu können. Ein Auge im Inneren eines Mundes wäre nur wenig sinnvoll, da es die Umwelt nicht frei sehen könnte.

Aber auch wenn sich die Augen außen am Kopf befinden, so Dr. Changizi, haben die meisten Lebewesen hervorstehende Körperteile wie ein Schnabel, eine Schnauze, ein Rüssel oder eine Nase, die den Blick behindern könnten. Andererseits ist es nützlich, dass sich diese Körperteile in der Nähe der Augen befinden, denn sie ermöglichen den Lebewesen eine Interaktion mit ihrer Umwelt. Wenn ein Hund zum Beispiel einen Knochen mit dem Maul aufhebt, dann ist es von Vorteil, dass er dabei sowohl den Knochen als auch seine Schnauze sieht, um die Bewegung koordinieren zu können.

Genauso ist es hilfreich, dass sich bei uns Menschen die Nase in der Nähe der Augen befindet, damit wir gleichzeitig das riechen können, was wir anschauen, etwa Nahrung, bei der wir schon am Geruch erkennen können, ob sie genießbar ist.

Die optimale Positionierung der Augen war eine echte Herausforderung für die Evolution. Wie lässt es sich hinbekom-

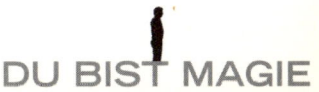

DU BIST MAGIE

men, dass Schnauzen, Schnäbel, Nasen, Rüssel und andere wichtige Körperteile in der Nähe der Augen sind, ohne die Sicht zu behindern? Die Lösung bei uns Menschen und vielen Tieren lautete: durch zwei Augen!

Dass diese These des Evolutionsforschers stimmt, können Sie ganz einfach überprüfen. Schließen Sie dazu ein Auge und rümpfen Sie die Nase. Sie werden feststellen, dass sich diese ständig, wenn auch vielleicht nur in kleinen Teilen, in Ihrem Blickfeld befindet. Wenn Sie jetzt in Richtung Nase schauen, blockiert diese Ihren Blick zur Seite. Aber Sie haben ja zum Glück noch ein zweites Auge. Wenn Sie dieses jetzt wieder öffnen, werden Sie erkennen, was sich seitlich, «hinter» Ihrer Nase befindet.

Auf dem linken Foto ist symbolisch dargestellt, wie Ihr linkes Auge den Hund wahrnimmt, das rechte Bild zeigt den Blick Ihres rechten Auges. Die Nase blockiert jeweils einen Teil des Bildes.

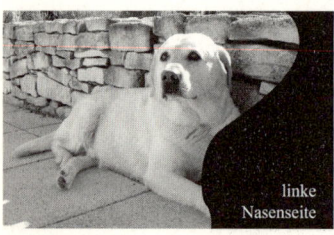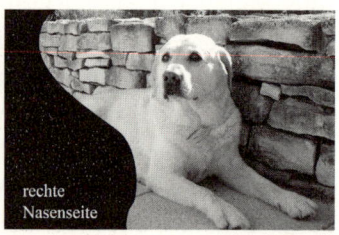

linke
Nasenseite

rechte
Nasenseite

Vielleicht ist Ihnen schon aufgefallen, dass das, was im linken Bild durch die Nase blockiert ist, beim Blick des rechten Auges frei ist und umgekehrt.

Ihr Gehirn kombiniert nun beide Bilder zu einem Gesamtbild, welches dann so aussieht wie die Abbildung auf Seite 49 oben.

Sie haben dadurch einen klaren Blick auf die gesamte Szenerie, und wenn Sie sich bewusst darauf konzentrieren, sehen Sie schemenhaft auch die Flügel Ihrer Nase. Durch die Überblen-

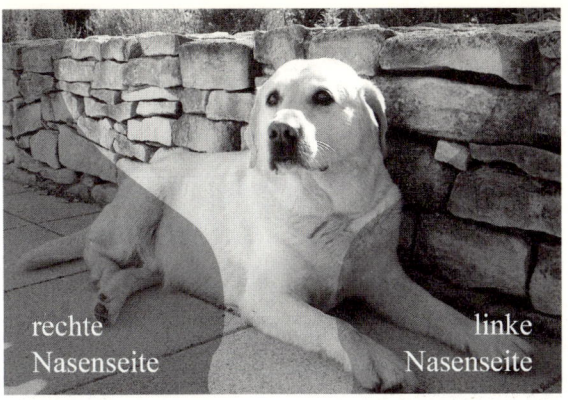

rechte
Nasenseite

linke
Nasenseite

dung beider Bilder, die Ihre Augen liefern, scheint es jedoch so, als wäre Ihre Nase durchsichtig, als hätten Sie einen Röntgenblick, mit dem Sie einfach hindurchsehen können.

Genau dieser «Röntgenblick» ist auch die Erklärung für das scheinbare Loch in Ihrer Hand bei dem Experiment zu Beginn. Das eine Auge nimmt die Hand wahr, das andere die Öffnung der Papierröhre. Aus diesen beiden Elementen kombiniert Ihr Gehirn nach dem eben beschriebenen Muster einen Gesamteindruck, wodurch sich das ungewohnte Bild ergibt.

Auch unabhängig von dem Experiment ist es verblüffend, was uns unsere beiden Augen dank ihrer speziellen Anordnung zusammen mit der Rechenleistung unseres Gehirns alles ermöglichen. Die Evolutionsforscher sind sich sicher, dass wir nicht nur zwei Augen haben, um trotz der Nase einen freien Blick zu haben, sondern dass wir mit diesem Röntgenblick noch viel mehr durchdringen können. Unsere Vorfahren lebten in Wäldern, wo die Sicht oft durch Blattwerk und Äste behindert wurde. Hätten sie nur ein Auge gehabt, wäre es schwierig gewesen, in dieser Umgebung Beutetiere oder Feinde im Visier zu behalten oder sich einen Überblick zu verschaffen.

Dank unserer nach vorn ausgerichteten Augen, die nebeneinander in einem Abstand angeordnet sind, der größer ist als die Breite eines Astes oder vieler Blätter, können wir meist zu-

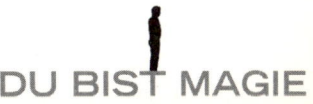

DU BIST MAGIE

mindest mit einem Auge an einem dieser Hindernisse vorbeischauen. Was das genau bedeutet, sehen Sie an dem folgenden
Beispiel:

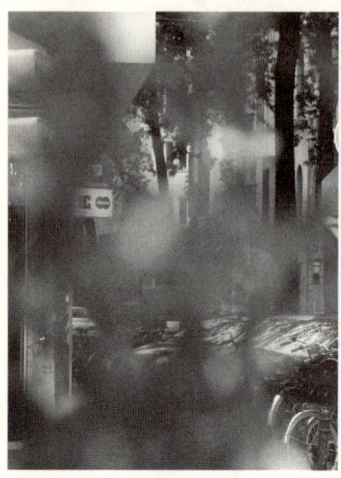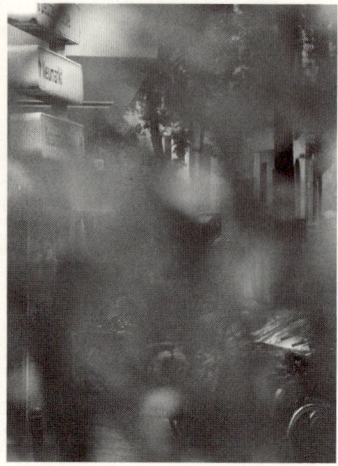

Das linke Bild zeigt den Blick des linken Auges durch ein Ge-
büsch. Aus dieser Perspektive sind die Verkehrsschilder und
der EC-Automaten-Hinweis zu erkennen, dafür aber die Wegweiser an der linken Bildkante nicht. Das rechte Auge (rechtes
Bild) nimmt dagegen die Wegweiser, nicht aber den EC-Hinweis und nur einen Teil der Verkehrsschilder wahr.

Durch die Verschmelzung der beiden Bilder in unserem Gehirn
ergänzen sich die Teilinformationen zu einer verblüffenden
Gesamtübersicht, in der sowohl die Verkehrsschilder als auch
der EC-Hinweis und die Wegweiser zu sehen sind, und zwar
trotz des Gebüschs, das unseren Blick behindert. Für mich hat
es in der Tat etwas von einem «Röntgenblick».

Übrigens erkennt unser Gehirn bei der Verschmelzung der
beiden Bilder genau, welche Elemente relevant sind und welche
nicht. Mark Changizi und einige andere Forscher gehen davon
aus, dass nur jene Teile, die wir am schärfsten wahrnehmen, in

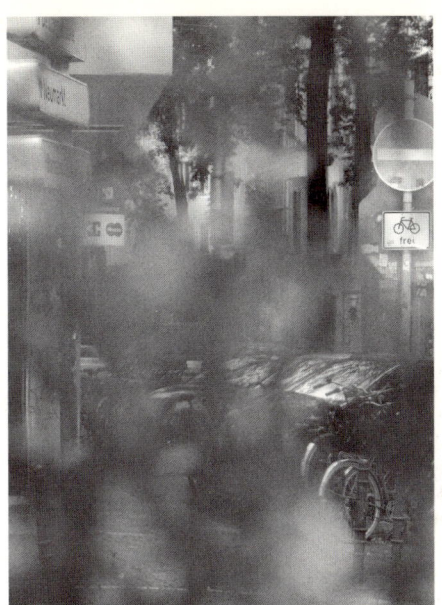

die Berechnung einbezogen werden. Unscharfe Elemente wie die Blätter und Äste direkt vor uns ignoriert unser Gehirn, da sie im wahrsten Sinne des Wortes nicht im Fokus sind.

Zweiäugige Tiere, die nicht im Wald leben oder deren Köpfe kleiner sind als ein Blatt, haben diesen «Röntgenblick» übrigens nur sehr eingeschränkt, da bei ihnen die Augen eher seitlich am Kopf positioniert sind. Laut Theorie der Evolutionsforscher brauchen Tiere, die sich eher auf weiten, offenen Flächen bewegen, wie zum Beispiel Pferde, Elefanten oder Vögel, nicht die Fähigkeit, trotz dichten Blattwerks einen möglichst guten Überblick zu haben. Für sie ist es wichtiger, dass sie einen möglichst großen Rundumblick haben, um frühzeitig erkennen zu können, ob Gefahr droht.

Durch die seitliche Anordnung der Augen ist dies gegeben, denn durch diese Positionierung können die Tiere deutlich mehr von dem sehen, was seitlich und sogar hinter ihnen vor sich geht.

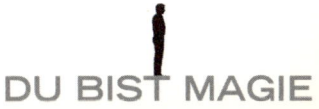

DU BIST MAGIE

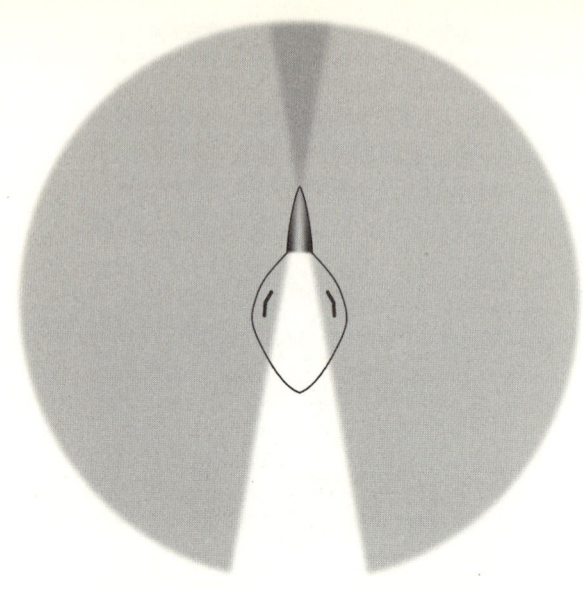

Die oben stehende Skizze zeigt schematisch das Blickfeld eines Vogels.

Auch hier verschmelzen die Bilder, die beide Augen liefern, zu einem Seheindruck. Vögel haben einen viel größeren Panoramablick als wir Menschen oder Tiere wie Hunde und Katzen, bei denen sich die Augen vorn am Kopf befinden. Gleichzeitig überlappen sich bei Lebewesen mit seitlichen Augen die Sehbereiche aber auch so, dass zum Beispiel der eigene Schnabel den Rundumblick nicht stört.

Bei Waldtieren, deren Köpfe kleiner sind als ein Blatt, sind die Augen ebenfalls seitlich angeordnet. Der Grund, den die Forscher herausgefunden haben, klingt einleuchtend: Es würde zum Beispiel einem Eichhörnchen nichts nutzen, wenn sich seine Augen nebeneinander vorn am Kopf befänden. Aufgrund seines kleinen Kopfes wäre der Abstand zwischen den Augen zu gering, um wenigstens mit einem Auge an Blättern vorbeizuschauen, die im Weg sind. Durch die seitliche Anordnung und den dadurch verbesserten Rundumblick haben

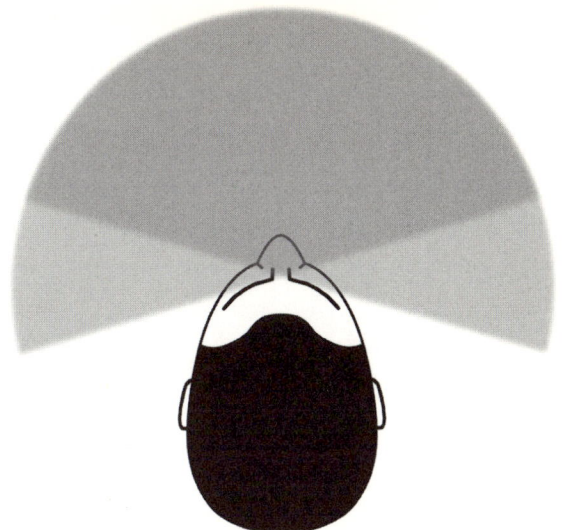

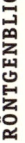

die kleinen Tiere zumindest den Vorteil, Feinde, die sich von hinten oder der Seite nähern, früh zu erkennen. Wir «Front-äugler» haben diesen Vorteil dagegen nicht, denn was sich hinter uns befindet, das können wir nicht sehen. Aber scheinbar hat die Evolution gezeigt, dass es für das Überleben unserer Spezies wichtiger war, im dichten Wald bei dem, was vor uns ist, den Überblick zu bewahren, als zu sehen, was hinter uns geschieht.

In unserer heutigen Umgebung nutzt uns diese Fähigkeit jedoch nur selten, denn die meisten Hindernisse, die unserem freien Blick im Weg stehen, wie Autos oder Häuser, sind nun mal breiter als unser Augenabstand. Dadurch können weder das eine noch das andere Auge daran vorbeischauen, um eine Bildinformation zu liefern, die das andere Auge nicht wahrnimmt. Deshalb wären für uns heutzutage seitliche Augen praktischer, denn dann könnten wir sehen, ob sich von hinten ein Auto nähert – oder der Chef, der überprüfen will, ob wir auch arbeiten.

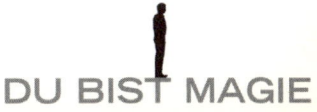

DU BIST MAGIE

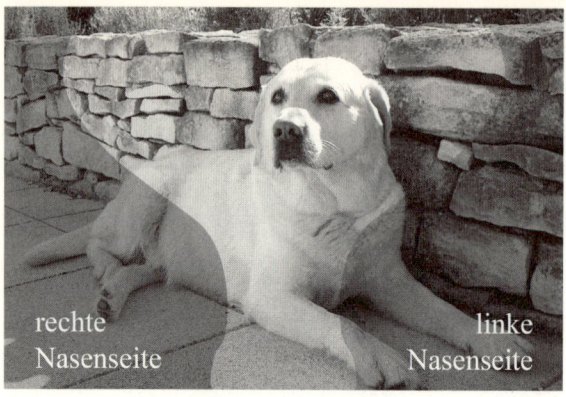

rechte
Nasenseite

linke
Nasenseite

Wenn Sie nun noch einmal das Bild von dem Hund betrachten, das die Seheindrücke beider Augen kombiniert, wird Ihnen auffallen, dass wir nur den mittleren Bereich tatsächlich mit beiden Augen sehen. Dadurch, dass unsere Augen ein paar Zentimeter auseinanderliegen, betrachten wir die Umwelt in dieser Zone aus leicht unterschiedlichen Winkeln.

Um sich der verschiedenen Perspektiven bewusst zu sein, machen Sie einfach folgendes Experiment: Halten Sie Ihren nach oben gestreckten Daumen so nah vor Ihre Nase, dass Sie ihn gerade noch scharf erkennen können, und kneifen Sie abwechselnd ein Auge zu. Einmal sehen Sie ihn ein wenig mehr von rechts und einmal etwas mehr von links. Die Kombination dieser beiden Perspektiven hilft uns, unsere Umwelt dreidimensional wahrzunehmen.

Warum das nützlich ist, können Sie bei dem folgenden kleinen Test feststellen. Halten Sie einen Bleistift oder Kugelschreiber so, dass die Spitze nach oben zeigt. Wichtig ist dabei, dass Sie den Stift am äußeren Ende anfassen. Kneifen Sie ein Auge zu und lassen Sie es geschlossen. Nun nehmen Sie einen zweiten Stift und halten ihn ebenfalls am äußeren Ende, allerdings mit der Spitze nach unten. Versuchen Sie jetzt, senkrecht von oben mit der Spitze des zweiten Stifts die des ersten zu berühren.

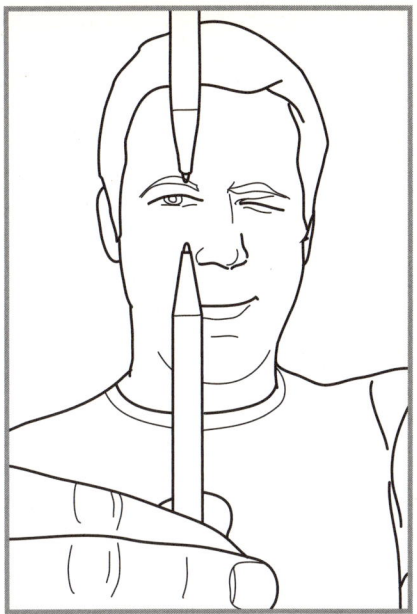

Es wird Ihnen sehr wahrscheinlich nicht gelingen, da Ihnen der räumliche Eindruck fehlt, und vermutlich werden Sie mit dem Stift hinter oder vor dem anderen vorbeirutschen.

Versuchen Sie das Gleiche, während beide Augen geöffnet sind, und Sie werden problemlos im ersten Versuch die Spitze berühren. Diesmal nehmen Sie durch die Verschmelzung der Bilder, die Ihnen Ihre beiden Augen liefern, auch die Abstände der Spitzen in der Tiefe wahr und können so die Position des Stiftes ausgleichen, damit er genau die Spitze des anderen berührt.

Von Geburt an schielende Menschen unterdrücken dauerhaft das Bild eines Auges, da sie durch die Fehlstellung der Augen sonst störende Doppelbilder sehen würden. Das heißt aber auch, dass sie ihre Umwelt nicht drei-, sondern nur zweidimensional erkennen können. Trotzdem sind sie in der Lage, eine gewisse räumliche Tiefe wahrzunehmen, denn sie haben genauso wie Einäugige Mechanismen entwickelt, mit denen sie

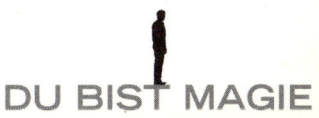

DU BIST MAGIE

diesen Mangel kompensieren. Erfahrung spielt dabei natürlich die wichtigste Rolle. Mit der Zeit lernt das Gehirn dann unterbewusst, die Perspektive, aus der man etwas sieht, ebenso wie Licht und Schatten, die eigene Position im Raum und andere Faktoren so zu interpretieren, dass sich auch ohne ein zweites Auge ein räumlicher Eindruck der Umgebung ergibt.

Untersuchungen haben gezeigt, dass diese Art der Wahrnehmung sehr zuverlässig ist, weshalb Einäugige und andere Personen ohne die Fähigkeit, dreidimensional zu sehen, auch Auto fahren dürfen.

Wir Menschen haben also Superkräfte, von denen wir gar nichts wissen – oder kannten Sie Ihren «Röntgenblick» schon? Schade, dass wir diese Fähigkeit in unserer heutigen Umwelt nicht mehr unbedingt nutzen können. Aber vielleicht haben Sie durch dieses Experiment Lust bekommen, einen Ausflug in den Wald, den Lebensraum Ihrer Urväter, zu machen und Ihren Supermann-Blick auszuprobieren. Ich bin gespannt, was Sie alles entdecken. Falls Sie ein Eichhörnchen oder ein anderes Tier mit seitlichen Augen sehen, können Sie ja auch mal testen, wann es Sie dank seines Panoramablicks bemerkt, wenn Sie sich von hinten anschleichen.

⬤ UNSICHTBARE MÜNZE

Legen Sie eine beliebige kleine Münze,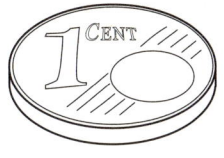
etwa ein Ein- oder Zweicentstück, auf
einen leeren Tisch. Stellen Sie sich mit
dem Gesicht zur Münze vor den Tisch und
treten Sie zwei große Schritte zurück. Strecken Sie nun beide
Arme nach vorn und bilden Sie mit den Händen ein Dreieck.
Schauen Sie mit beiden Augen durch das Dreieck auf die Münze
und verschieben und verkleinern Sie das Dreieck so lange, bis
nur noch das Geldstück zu sehen ist.

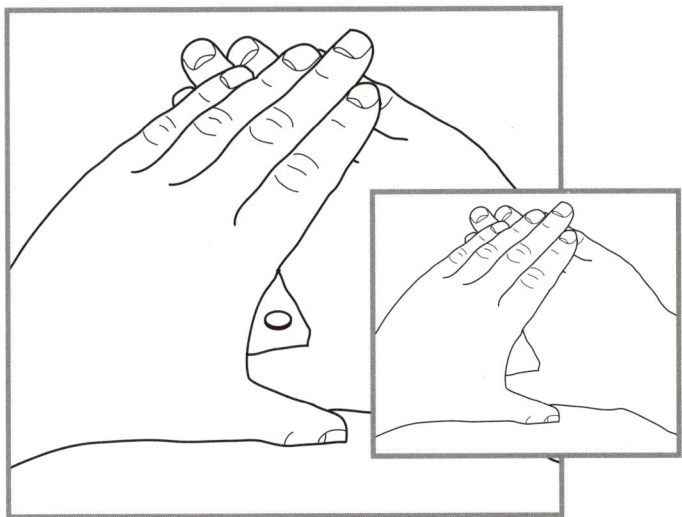

Jetzt geht es darum, Ihr magisches Auge zu finden. Dazu halten
Sie den Kopf möglichst still und kneifen Ihr rechtes Auge zu.

Ist die Münze noch sichtbar, dann öffnen Sie das rechte
Auge wieder und kneifen das linke zu. Spätestens jetzt wird die
Münze plötzlich unsichtbar.

Sobald Sie das Auge öffnen, liegt das Geldstück wieder auf
dem Tisch.

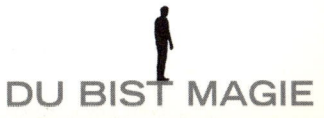
DU BIST MAGIE

Hinter den Kulissen

Wie Sie vermutlich schon selbst festgestellt haben, ist die Münze die ganze Zeit da, nur eben nicht immer sichtbar. Woran liegt das? Sie haben das Geldstück doch von Anfang an mit beiden Augen klar und deutlich gesehen, da dürfte es eigentlich nichts ausmachen, wenn Sie ein Auge zukneifen. Genau das ist aber der Grund, denn Sie glauben nur, die Münze mit beiden Augen zu erkennen. In Wahrheit ist die Öffnung, die Ihre Hände bilden, so klein, dass Sie die Münze lediglich mit einem Auge wahrnehmen können. Das andere Auge sieht aus einem etwas anderen Blickwinkel durch die Öffnung und damit auf eine Stelle neben der Münze, das heißt auf ein Stück leere Tischplatte. Dieses Bild stuft Ihr Gehirn als unwichtiger ein als das des anderen Auges.

Wenn Sie nun das Auge schließen, das die Münze wahrnimmt, rückt das Bild des anderen Auges in den Vordergrund, und Sie sehen die leere Tischplatte. Die Münze ist aus diesem Winkel nicht zu erkennen, da sie von Ihren Händen verdeckt wird, und ist scheinbar verschwunden. Das Auge, mit dem Sie zu Beginn die Münze erkannt haben, ist Ihr sogenanntes dominantes Auge. Wenn also die Münze beim Zukneifen Ihres rechten Auges unsichtbar wird, ist Ihr rechtes Auge das dominante. Verschwindet das Geldstück, sobald Sie das linke Auge schließen, dann herrscht Ihr linkes Auge vor.

Jeder von uns hat ein dominantes Auge. Die Bildinformation, die dieses Auge liefert, wird als Hauptinformationsquelle ausgewertet und damit wichtiger genommen als die des anderen Auges. Natürlich ist das andere trotzdem wichtig, damit wir möglichst viel von der Welt sehen können. (Siehe auch *Röntgenblick*, Seite 46.)

Das dominante Auge muss dabei jedoch nicht unbedingt die bessere Sehkraft haben.

Bei zwei Dritteln der Menschen dominiert übrigens das rechte Auge, ein Drittel sieht bevorzugt mit dem linken, und in den meisten Fällen herrscht bei Rechtshändern das rechte und bei Linkshändern das linke Auge vor. Liegt die Dominanz von Auge und Hand nicht auf derselben Seite, spricht man von einer Kreuzdominanz. Welches Auge vom Gehirn bevorzugt wird, entscheidet sich durch verschiedene Faktoren, auf die ich später noch näher eingehen werde.

Sollte das Experiment bei Ihnen nicht geklappt haben, weil Sie die Augen nicht einzeln zukneifen können, gibt es auch eine andere Art, wie Sie herausfinden können, welches Ihrer Augen das dominante ist.

Der Grundaufbau ist ähnlich wie zuvor: Legen Sie eine kleine Münze auf eine leere Tischplatte, stellen Sie sich mit dem Gesicht zur Münze vor den Tisch und treten Sie zwei große Schritte zurück. Strecken Sie wieder beide Arme nach vorn und bilden Sie mit den Händen ein Dreieck. Blicken Sie mit beiden Augen durch das Dreieck auf die Münze und verschieben oder vielmehr verkleinern Sie das Dreieck, bis nur noch das Geldstück zu sehen ist. Diesmal lassen Sie beide Augen offen und bewegen die Hände auf Ihr Gesicht zu, bis diese Ihr Gesicht berühren. Behalten Sie die Münze dabei die ganze Zeit über im Blick.

Wenn Ihre Hände ganz nah am Gesicht sind, werden Sie feststellen, dass Sie nur noch mit einem Auge durch das Dreieck schauen. Dieses ist Ihr dominantes Auge.

Dass eines unserer Augen das wichtigere für die Erfassung unserer Umwelt ist, bedeutet auch, dass unser Gehirn alles, was dieses Auge aufnimmt, bevorzugt verarbeitet. Die Verbindung von diesem Auge zum Gehirn ist sozusagen eine Schnellstraße, während die Informationen des anderen Auges eher auf einem Feldweg in unser Rechenzentrum gelangen. Das liegt daran, dass unser Körper die Nervenbahnen, die wir häufiger benutzen, verstärkt, während er jene, die wir nicht gebrauchen, sogar zurückbildet.

So kann ein chinesisches Kind bis zum Alter von etwa zwei

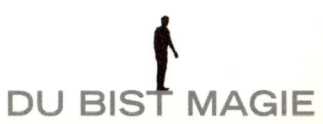

DU BIST MAGIE

Jahren noch lernen, den Buchstaben «R» auszusprechen. Bekommt es diesen Laut bis dahin nie zu hören und hat auch nie probiert, ihn nachzuahmen, ziehen sich die dafür zuständigen Nervenausläufer zurück. Aus diesem Grund können nur wenige erwachsene Chinesen ein «R» aussprechen. Genauso geht es uns mit Lauten aus anderen Sprachen, die nicht zu unserer Muttersprache gehören. Wir werden sie nie so aussprechen können wie jemand, der die Sprache von klein auf gelernt hat.

Doch zurück zu unseren Augen. Diese sind über Kreuz mit unseren Gehirnhälften verbunden. Ist Ihr rechtes Auge dominant, wird das meiste von dem, was Sie sehen oder lesen, von der linken Hirnhälfte verarbeitet. Diese ist spezialisiert auf Dinge wie Analyse, Zeitgefühl, verbale und geschriebene Sprache, Umgang mit Zahlen, Logik, Beschäftigung mit Einzelheiten und Regeln, also eher das sachliche Denkerhirn. Liegt bei Ihnen die Dominanz dagegen auf dem linken Auge, verarbeitet vorrangig die rechte Gehirnhälfte die Informationen. Diese erfüllt Funktionen wie bildliche, räumliche, ganzheitliche Wahrnehmung, Entspannung, Intuition, Kreativität, Musikverständnis und steht für den Träumer in uns. (Siehe auch *Mehrfachvorhersage*, Seite 87.)

Menschen, die ein rechtsdominantes Auge haben, lernen und erfassen neue Dinge analytisch in kleinen, logisch aufeinanderfolgenden Teilen und setzen sie so nach und nach zu einem großen Ganzen zusammen. Diejenigen mit einer Linksdominanz erfassen Neues zunächst als Ganzes, und erst nachdem sie es in seiner Gesamtheit erfühlt und erfahren haben, nehmen sie die einzelnen Schritte bewusst wahr.

Zum Beispiel lernen «Rechtsäugler» eine Choreographie Schritt für Schritt. «Linksäugler» dagegen erfassen erst die Gesamtbewegungen im Raum und das damit verbundene Gefühl als Ganzes und nehmen erst danach die Schrittfolge auseinander und automatisieren diese. Das erfordert zwar mehr Hirnleistung und kostet manchmal auch mehr Zeit, dafür beherrschen diese Menschen die Choreographie am Ende meist besser.

Erkennen Sie sich wieder? Stimmen Ihre Augendominanz und Ihre Erfahrungen mit dem überein, was ich soeben beschrieben habe?

Welche Hirnhälfte und damit auch welches Auge wir aktiver benutzen, hängt von verschiedenen Faktoren ab. Zum einen von der genetischen Veranlagung, zum anderen vom hormonellen Gleichgewicht während der Schwangerschaft, das die Entwicklung der beiden Hirnhälften des Kindes beeinflusst. Außerdem können immunologische Reaktionen während, vor und nach der Geburt Nervenverbindungen verändern und damit auch die Dominanzentwicklung steuern. Und psychologische Faktoren spielen anscheinend ebenfalls eine Rolle.

Die Therapeutin Ursula Hohl-Brunner, die sich auf die Förderung von Kindern und Jugendlichen mit Lern- und Wahrnehmungsschwierigkeiten spezialisiert hat, geht davon aus, dass sich auch die psychische Grundveranlagung und die momentane Lebenssituation darauf auswirken, welche Hirnhälfte vorrangig benutzt wird, und damit auch die Augendominanz beeinflussen. Die Expertin berichtet von Kindern, die vor ihrer Einschulung rechtsdominant zu sein schienen und sich in der neuen Situation der ersten Klasse zu einer linksseitigen oder einer wechselnden Augendominanz veränderten. Andere entwickelten eine wechselnde Augendominanz während der emotional aufwühlenden Scheidungsphase ihrer Eltern.

Auch das gibt es: eine Dominanz, die immer wieder wechselt und damit für die Betroffenen besonders anstrengend oder verwirrend sein kann. In einem Moment ist das rechte Auge dominant und in der nächsten Sekunde das linke, bald darauf wieder das rechte und so weiter. All das geschieht unbewusst. Was das konkret bedeuten kann, lesen Sie im nächsten Abschnitt.

Besonders relevant ist die Augendominanz bei Schulkindern, denn Kinder mit einer Rechtsdominanz tun sich leichter beim Lesen. Indem das rechte Auge führt, ergibt sich die Leserichtung von links nach rechts nämlich automatisch. Bei

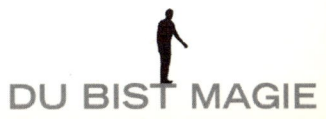

einem führenden linken Auge dagegen lesen die Kinder von rechts nach links, das heißt, sie nehmen die Wörter entgegen der Schreibrichtung wahr. Nachdem das erste Wort rückwärtsgelesen wurde, springen die Augen zum letzten Buchstaben des zweiten Wortes, um auch dieses von hinten nach vorn zu buchstabieren, und so weiter.

Haus und Hof

Aus «Haus» wird so «suaH», aus «und» wird «dnu» und so weiter. Durch das ständige Hin- und Herspringen des Blicks kann kein Lesefluss entstehen. Wenn das Kind nun vom Lehrer, den Eltern oder Mitschülern hört, wie man das Wort ausspricht, entspricht das nicht dem, was es liest, denn es sieht die Buchstaben d-n-u und hört u-n-d. Das sind eindeutig unterschiedliche Informationen, die nicht wirklich zusammenzugehören scheinen, und das erschwert – verständlicherweise – das Lernen.

Da Kinder mit einem linken Führungsauge bevorzugt die rechte Hirnhälfte nutzen, die das große Ganze wahrnimmt, entwickeln sie teilweise unbewusst folgende Strategie: Sie lernen die Wörter nicht als eine Aneinanderreihung von Buchstaben, so wie die Rechtsdominanten, sondern prägen sich das ganze Wort als eine Art Symbol ein. Das verbraucht natürlich viel mehr Hirnspeicher, da die Wörter dabei nicht aufgrund des Klangs der Buchstaben hergeleitet werden, sondern jedes für sich gelernt werden muss.

Bei einzelnen Buchstaben haben es Kinder mit einer linksäugigen Dominanz ebenfalls schwerer, denn indem sie «gegen den Strich» lesen, verwechseln sie leicht «d» mit «b», «g» mit «p» und «a» mit «e».

Bei wechseldominanten Menschen wird die Sache noch komplexer, denn bei ihnen schwankt die Leserichtung ständig hin und her. Dinge, die eben noch klar waren, ergeben im nächsten Moment keinen Sinn mehr. Genauso kann es ihnen passieren, dass sie gerade einen Tanzschritt richtig nachgemacht haben und ihn gleich darauf nicht mehr hinbekommen. Dieser ständige Wechsel der Wahrnehmung betrifft also nicht nur das Lesen und Schreiben, sondern auch andere komplexe Situationen. Das führt letztendlich zu einer ständigen Verunsicherung der Betroffenen.

Demnach ist es für Links- und Wechseldominante wesentlich aufwendiger, einen Text zu entschlüsseln, als für Menschen mit rechtem Führungsauge, und oft ist genau das der Grund für eine Lese-Rechtschreib-Schwäche. Hinzu kommt dann oft noch die Frustration, trotz der erhöhten Anstrengung «schlechter» zu sein als die Mitschüler und vielleicht sogar dafür gehänselt zu werden, dass man nicht richtig lesen und schreiben kann.

Laut Frau Hohl-Brunner sind auch bei Kindern mit Rechenschwierigkeiten in 75 Prozent aller Fälle eine linke oder wechselnde Augendominanz und/oder Sehprobleme die Ursache. Von rechts nach links gelesen, wird aus einer 5 nämlich eine 3 und aus der 13 die 31 – und schon stimmt die Rechnung nicht mehr.

$$\longrightarrow$$
$$27 - 1 =$$
$$12 - 3 =$$
$$34 - 2 =$$

Laut der Expertin können Lehrer hier oft mit einem einfachen Trick Abhilfe schaffen, und zwar mit einem nach rechts zeigenden Pfeil, der über die Rechenaufgaben gesetzt wird. Dadurch wird die Leserichtung angezeigt, was für Orientierung sorgt.

Kindern mit einer Wechseldominanz hilft es in der Regel, beim Rechnen ein Auge zuzukneifen. Dadurch schaltet das Gehirn

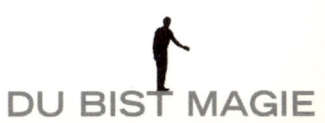

DU BIST MAGIE

nicht mehr verwirrend zwischen den beiden Augen hin und her, und die Betroffenen nehmen die Aufgabe nur noch auf eine Art wahr.

Sollte Ihr Kind Schwierigkeiten beim Lesen, Schreiben oder Rechnen haben, dann könnte das durchaus an einer Linksaugen- oder einer Wechseldominanz liegen. Sprechen Sie auf jeden Fall mit einem Fachmann, denn einen Besuch beim Augenarzt, Neurologen oder in der Sehschule kann dieses Buch nicht ersetzen. Nur ein Experte kann beurteilen, wie ausgeprägt die Symptome sind und in welcher Form eine Therapie sinnvoll ist. Manchmal reicht es bereits, wenn linksdominante Kinder mit Texten in Spiegelschrift lesen lernen, da die Leserichtung dann für sie angenehmer ist. Später fällt es ihnen in der Regel recht leicht, auf ungespiegelte Texte umzusteigen.

Eine Linksaugendominanz ist selbstverständlich kein Makel, nicht zuletzt sagt man über Menschen, die bevorzugt ihr linkes Auge und damit ihre rechte Hirnhälfte benutzen, dass sie von Natur aus leichter kreativ denken könnten und musischer seien. Auch eine Wechseldominanz kann sehr hilfreich sein. In der Fachliteratur ist von einer Flugbegleiterin zu lesen, die diese scheinbare Schwäche als Stärke entdeckt hat. Dadurch, dass ihre Aufmerksamkeit ständig zwischen beiden Augen hin und her wechselt, bekommt sie beim Weg durch den Mittelgang deutlich mehr mit als andere Stewardessen und kann so besser auf die Passagiere und ihre Wünsche reagieren.

Generell können Sie das Wissen um Ihr dominantes Auge in den verschiedensten Bereichen nutzen. Wenn Sie zum Beispiel etwas abtippen müssen oder während des Schreibens etwas nachschlagen wollen, sollten Sie die Vorlage auf jene Seite neben sich legen, auf der sich Ihr dominantes Auge befindet. Sie werden Textstellen schneller wiederfinden und sich auch beim Abschreiben leichter tun. Im Kino oder Theater setzen Sie sich am besten so, dass Ihr starkes Auge möglichst gerade in Richtung Leinwand- oder Bühnenmitte blickt, dann nehmen Sie mehr Details des Films oder Theaterstücks wahr. Und wenn Sie experimentierfreudig sind, dann schauen Sie sich zweimal denselben Film an und setzen sich beim ersten Mal ungünstig für Ihr dominantes Auge hin, also bei einer Rechtsdominanz ganz nach rechts und bei einer Linksdominanz ganz nach links. Beim zweiten Besuch der Vorstellung wählen Sie Ihren Platz so, dass Ihr dominantes Auge den besten Blick hat. Sie werden überrascht sein, wie unterschiedlich Sie den Film wahrnehmen.

Auch im Sport spielt das dominante Auge eine Rolle, besonders bei jenen Disziplinen, bei denen gutes Zielen entscheidend ist, wie Bogen- und Sportschießen, Dart oder Golf.

Falls Sie wie ich Kontaktlinsenträger sind, wird Ihnen vielleicht schon mal Folgendes aufgefallen sein: Geht die Linse des nichtdominanten Auges verloren, ist das weniger schlimm als der Verlust der Linse auf der dominanten Seite.

Ach ja, und wenn Sie in Zukunft mal ein Auge zudrücken, sollten Sie stets das untergeordnete nehmen, damit Sie mit dem dominanten immer noch den Überblick behalten.

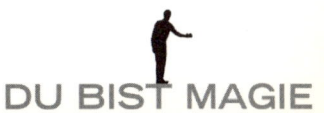

DU BIST MAGIE

⬤ VERWANDLUNG EINES KLEIDERBÜGELS IN EINE KIRCHENGLOCKE

Für diese akustische Illusion benötigen Sie ein knapp 1,20 Meter langes Stück Schnur oder Bindfaden und einen Drahtkleiderbügel, wie man ihn in der Reinigung bekommt. Zur Not reicht auch eine Gabel aus Metall.

Knoten Sie zunächst den Haken des Bügels beziehungsweise den Gabelgriff genau in die Mitte der Schnur. Wickeln Sie dann ein Ende der Schnur ein paar Mal um Ihren linken und das andere Ende um den rechten Zeigefinger.

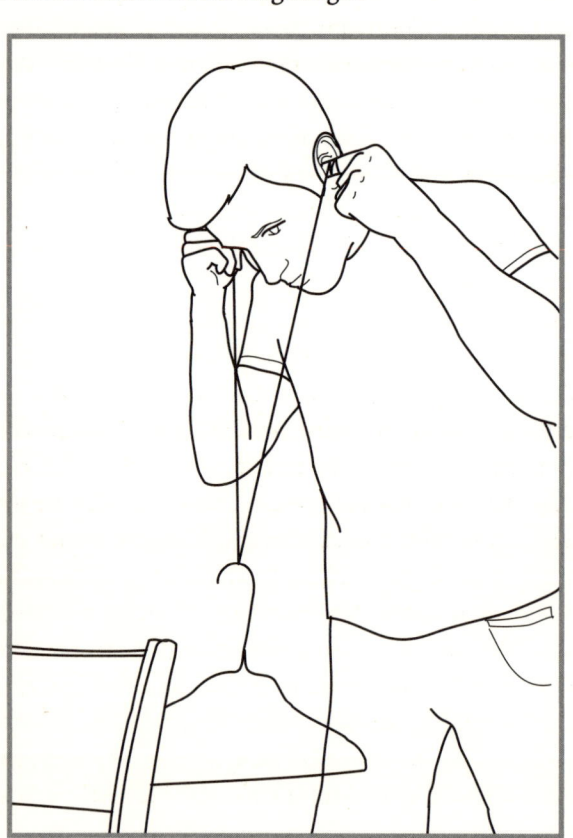

Wenn Sie sich jetzt die beiden ausgestreckten Zeigefinger in die Ohren stecken und sich leicht vorbeugen, sollte der Kleiderbügel beziehungsweise die Gabel frei vor Ihrem Körper baumeln.

Suchen Sie sich eine harte, senkrechte Fläche, wie eine Wand, eine Tür oder ein Möbelstück mit fester Oberfläche, und stellen Sie sich daneben. Als Nächstes lassen Sie den Bügel beziehungsweise die Gabel hin und her schwingen, indem Sie den Oberkörper bewegen, sodass der Drahtbügel beziehungsweise die Gabel immer wieder gegen die harte Fläche schlägt. Sie werden Ihren Ohren nicht trauen, denn das Geräusch, das Sie bei jedem Anschlagen hören, klingt nicht etwa wie das dünne Scheppern eines Drahtbügels beziehungsweise einer Gabel, sondern wie der mächtige, dröhnende Klang einer großen Kirchenglocke.

Sie können bei diesem Experiment auch einen Helfer bitten, mit einem Stift oder Ähnlichem leicht auf den Kleiderbügel beziehungsweise die Gabel zu schlagen.

Hinter den Kulissen

Das Zauberwort bei diesem Experiment heißt «Knochenschall». Im Alltag hören wir hauptsächlich über den Luftschall, der deutlich lauter ist. Dabei versetzt eine Schallquelle, zum Beispiel jemand, der mit Ihnen redet, die Luft in Schwingungen, die Ihre Ohrmuschel wie ein Trichter in den Gehörgang weiterleitet. Im Mittelohr treffen die Klänge dann auf unseren körpereigenen Hörverstärker, der aus dem Trommelfell und den drei Gehörknöchelchen Hammer, Amboss und Steigbügel besteht. Diese drei winzigen Knochen sind so miteinander verbunden, dass sie frei schwingen und den Schall verstärken können. Dieses Signal wandelt die Hörschnecke im Innenohr, die mit unzähligen Haarzellen ausgekleidet ist, schließlich in elektrische Impulse um und leitet es per Hörnerv zu unserem Gehirn.

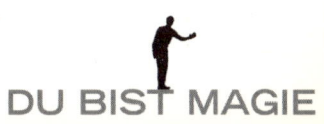

DU BIST MAGIE

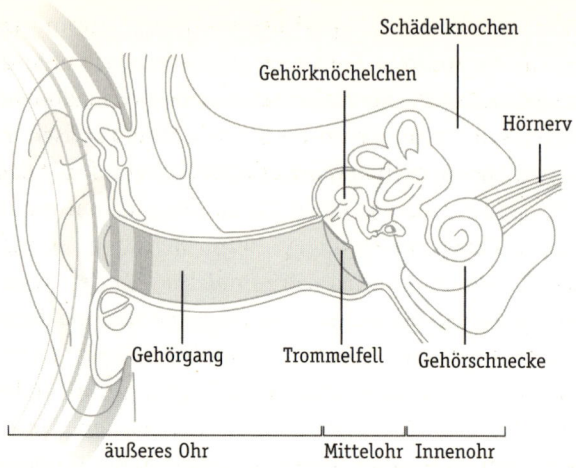

Schädelknochen

Gehörknöchelchen

Hörnerv

Gehörgang   Trommelfell   Gehörschnecke

äußeres Ohr   Mittelohr Innenohr

Bei unserem Experiment geht der Schall einen anderen Weg, denn die Finger in den Ohren verschließen den Gehörgang. Die Vibration des Kleiderbügels wird nicht über die Luft, sondern über die gespannte Schnur übertragen. Das System ist ähnlich wie bei einem Dosentelefon, bei dem zwei leere Konservendosen über eine Schnur miteinander verbunden sind. Spricht der eine in seine Büchse hinein, wird der Schall über die gespannte Schnur zur anderen Dose übertragen, und man kann das Gesagte überraschend deutlich hören. Bei unserem Experiment leitet die Schnur den Schall allerdings auf die Finger um, die ihn an den Schädelknochen abgeben. Damit wird also nicht das Trommelfell in Schwingung versetzt, sondern die knöchernen Strukturen Ihres Kopfes. Diesen Knochenschall nimmt die Gehörschnecke direkt im Innenohr auf und wandelt ihn in elektrische Impulse um, die unser Gehirn zu einem Höreindruck verarbeitet.

Dadurch, dass Sie sich bei dem Experiment die Finger in die Ohren stecken, unterdrücken Sie den Luftschall und können so den Knochenschall isoliert hören.

Auch wenn er im Alltag nicht so relevant ist, spielt der Knochenschall bei einem bestimmten Hörerlebnis eine große Rolle, nämlich beim Klang unserer eigenen Stimme. Da hier der Schall in unserem Körper erzeugt wird, vibrieren unsere Schädelknochen stärker als bei einer äußeren Schallquelle. Das heißt, wir selbst nehmen unsere Stimme als eine Mischung aus Luft- und Knochenschall wahr, ein Zuhörer empfängt dagegen nur den Luftschall. Das führt dazu, dass wir unsere eigene Stimme als extrem fremd empfinden, wenn wir sie auf Tonband aufnehmen und uns dann anhören. Bei der Aufnahme wird nämlich nur der Luftschall aufgezeichnet, und den hören wir normalerweise nie separat, wenn wir selbst sprechen.

Unsere aufgenommene Stimme klingt daher oft höher, als wir sie selbst beim Sprechen einschätzen. Das liegt daran, dass die Vibrationen unserer Schädelknochen mehr Tiefen erzeugen, die sich mit dem höheren Luftschall mischen. Aus diesem Grund erscheint uns auch der eigentlich hohe Ton des Drahtkleiderbügels so dumpf, wenn wir ihn über die Finger im Ohr hören.

«Mary had a little lamb» waren die ersten Worte, die der älteste, im Jahr 1877 von Thomas Edison gebaute Phonograph wiedergab. Edison war damit einer der Ersten, der eine Tonaufnahme seiner eigenen Stimme hören konnte und dabei feststellte, dass diese, verglichen mit seiner Wahrnehmung, während des Sprechens durch den puren Luftschall fremd und verändert klang.

Jahre später spielte dagegen der reine Knochenschall eine Rolle in Edisons Leben. Er war schwerhörig geworden und tüftelte so lange herum, bis er herausgefunden hatte, wie er trotzdem die Schallaufzeichnungen seiner Phonographen überprüfen konnte. Er stellte dazu das Gerät so auf einen Tisch, dass bei der Wiedergabe die Schallschwingungen auf das Möbelstück übertragen wurden, und biss in den Rand der Tischplatte. Dadurch wurden die Vibrationen über seine Schädelknochen bis zum Innenohr geleitet, und er konnte die Aufzeichnungen trotz seines geschädigten Mittelohrs hören.

Schon Anfang des 19. Jahrhunderts soll der im Alter taub

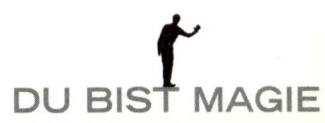

DU BIST MAGIE

gewordene Ludwig van Beethoven eine ähnliche Methode an-
gewandt haben. Angeblich hat er ein Ende seines Gehstocks
gegen das Klavier gehalten und das andere zwischen die Zähne
genommen, um die Musik vernehmen zu können.

Wenn Sie etwas Ähnliches ausprobieren möchten, dann
beißen Sie doch einfach mal auf den Griff einer Gabel und
zupfen mit der freien Hand an den Zinken. Vergleichen Sie
diesen Klang nun mit dem Geräusch, das die gezupften Zinken
machen, wenn das andere Ende der Gabel sich nicht zwischen
Ihren Zähnen befindet.

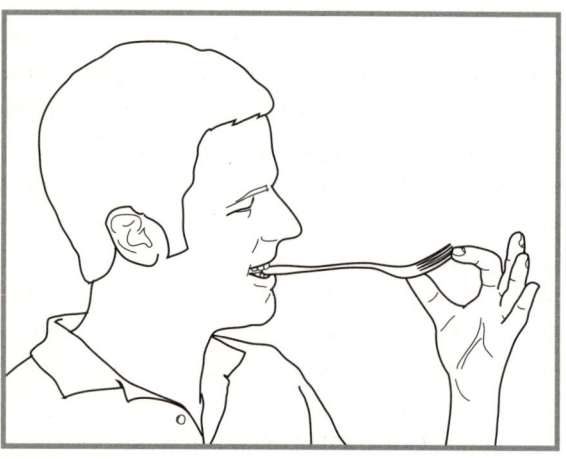

Heutzutage brauchen taube oder schwerhörige Menschen mit
intaktem Innenohr zum Glück nicht mehr in Tischplatten
oder Gehstöcke zu beißen, um hören zu können. Eine amerikanische Firma entwickelt gerade eine High-Tech-Version dieser
Technik unter dem Namen «SoundBite». Sie besteht aus einer
winzigen Sendeeinheit, die wie ein klassisches Hörgerät hinter
dem Ohr getragen wird. Die Elektronik sendet die aufgenom-
menen Umgebungsgeräusche an eine Empfangseinheit im
Mund, die ähnlich wie eine Zahnspange an den Backenzähnen
befestigt ist. Hier werden die empfangenen Tonsignale in nicht
spürbare Vibrationen umgewandelt, die dann per Knochen-

schall von den Zähnen über die Schädelknochen bis zum Innenohr übertragen werden, wo die Sinneshärchen die Impulse zu einem Höreindruck werden lassen. Es hört sich zwar nicht wirklich angenehm an, eine Elektronik im Mund tragen zu müssen, aber es scheint zu funktionieren.

Schon länger auf dem Markt sind in Brillenbügeln versteckte Knochenschall-Hörgeräte, die den Luftschall in Vibrationen umwandeln, die die Schädelknochen hinter dem Ohr zum Schwingen bringen und so ein Hörerlebnis ohne intaktes Trommelfell und Hörknöchelchen ermöglichen.

Auch für Menschen mit gesundem Gehör kann diese Technik nützlich sein. Zum Beispiel gibt es einen wasserdichten MP3-Player, dessen Kopfhörer hinter dem Ohr getragen werden und die Musik per Knochenschall zum Innenohr übertragen. Dadurch, dass keine empfindlichen Membranen verwendet werden, die per Luftschall funktionieren, wie es bei normalen Kopfhörern üblich ist, kann man während des Schwimmens oder Tauchens Musik hören.

In Japan wurde gar ein Handy entwickelt, das in eine Armbanduhr integriert ist. Zum Telefonieren steckt man einfach einen Finger ins Ohr, da die Tonübertragung auch hier per Knochenschall erfolgt. Das Sprechen läuft dagegen ganz konventionell über ein Mikrofon in der Uhr. Da kann man nur hoffen, dass sich diese Technik nicht durchsetzt, denn es sieht bestimmt albern aus, wenn plötzlich überall Menschen mit einem Finger im Ohr durch die Gegend laufen, die noch dazu scheinbar mit sich selbst reden.

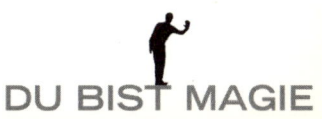

DU BIST MAGIE

● UNBEWEGLICHE FINGER

Legen Sie Ihre Hände so gegeneinander, dass alle zehn Finger sich berühren. Jetzt verschränken Sie nur die Mittelfinger, als wollten Sie die Hände falten. Wichtig ist dabei, dass die beiden Finger wirklich fest verschränkt sind.

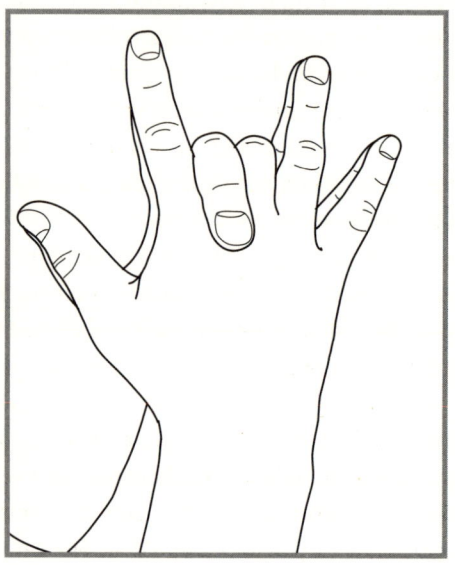

Nehmen Sie nun nur die Daumen auseinander und wieder zusammen. Keine Kunst, oder? Machen Sie das Gleiche mit den Zeigefingern – auseinander und wieder zusammen. Mit den kleinen Fingern klappt das auch, oder?

Sie werden es aber nicht schaffen, die Ringfinger auf gleiche Weise voneinander zu trennen, sosehr Sie sich auch anstrengen!

Hinter den Kulissen

Versuchen Sie das Ganze einmal, ohne die Mittelfinger zu verschränken, und Sie werden es leicht schaffen. Was ist nun so anders, wenn wir die Mittelfinger falten?

Der Grund ist die Anordnung der Sehnen, mit denen die Finger gestreckt werden. Sehnen sind im Allgemeinen die Verbindung zwischen Knochen und Muskeln. Sie sind sozusagen die Seile, mit denen die Muskeln an den Knochen ziehen, um diese zu bewegen. Die für das Strecken des Ringfingers verantwortliche Sehne ist über mehrere straffe Querbrücken mit den Strecksehnen von Mittel- und kleinem Finger verknüpft. Und genau diese Querbrücken schränken die eigenständige Streckung des Ringfingers ein.

Faltet man die Mittelfinger, wird durch die Querbrücke auch die Sehne des Ringfingers zur Seite gezogen und dadurch indirekt gespannt. Aufgrund dieses Zuges kann der Ringfinger anschließend nicht mehr weiter in Richtung Handrücken bewegt werden.

Demnach würde man theoretisch auch den Mittelfinger nicht strecken können, sobald man die Ringfinger verschränkt. Wenn Sie es ausprobieren, werden Sie jedoch merken, dass das sehr wohl geht. Das liegt daran, dass die Querverbindungen der Mittelfingersehne wesentlich schwächer sind als beim Ringfinger.

Nur wenige Menschen können die Ringfinger trotz verschränkter Mittelfinger bewegen. Meist haben diese Personen beispielsweise durch Klavierspielen ihre Fingerfertigkeit extrem gesteigert.

Bei unseren Vorfahren waren die Querverbindungen zwischen den Fingersehnen viel breiter und stabiler als bei uns heute. Dadurch konnten unsere Ahnen zwar kräftiger zupacken, aber dafür die Finger nicht einzeln, sondern nur gemeinsam bewegen. Bei Menschenaffen kann man das übrigens heute noch sehen.

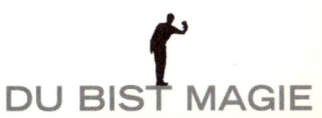

DU BIST MAGIE

Da wir gerade beim Ringfinger sind: Wie lang ist Ihrer im Verhältnis zum Zeigefinger? Forscher haben herausgefunden, dass dies ein Indikator dafür ist, wie männlich oder weiblich ein Mensch ist. Bei den Untersuchungen kam heraus, dass man aus dem Längenverhältnis der Finger unter anderem darauf schließen kann, wie zeugungsfähig beziehungsweise fruchtbar der oder die Betreffende ist und wie attraktiv er oder sie auf das andere Geschlecht wirkt.

All das soll man tatsächlich mit einem Blick auf die Finger erkennen können? Das hört sich ja fast so an, als würde man wie ein Wahrsager aus der Hand lesen. Aber es hat nichts mit Scharlatanerie zu tun, sondern handelt sich um wissenschaftlich fundierte Erkenntnisse.

John Manning, Professor an der University of Central Lancashire im englischen Preston, erklärt das Phänomen so: Die Länge unserer Finger wird bereits in den ersten drei Monaten der Schwangerschaft angelegt, also in derselben Zeitspanne wie unser Herz und unser Gehirn. Dabei wirken verschiedene Hormone auf unsere Entwicklung ein, unter anderem das männliche Geschlechtshormon Testosteron und das weibliche Östrogen.

Je mehr Testosteron im Mutterleib im Spiel war, desto mehr männliche Eigenschaften haben sich später bei Ihnen entwickelt und umso länger wurde Ihr Ringfinger.

Die Ausprägung Ihrer weiblichen Attribute wie auch die Länge Ihres Zeigefingers hingen dagegen vom Östrogenspiegel während der Schwangerschaft ab.

Der Ringfinger des deutschen Mannes ist im Schnitt um vier Prozent länger als der Zeigefinger. Bei der typischen deutschen Frau sind Zeige- und Ringfinger dagegen fast gleich lang.

Diverse Studien an Universitäten in Österreich und Deutschland besagen, dass Männer mit einem Ringfinger, der deutlich länger als der Zeigefinger ist, nicht nur dominanter sind und besser bei Frauen ankommen, sondern auch mehr Kinder zeugen. Frauen, deren Zeigefinger fast so lang wie der Ringfinger ist, sollen laut der Forschungen kommunikativer sein, eher heiraten und durchschnittlich mehr Kinder bekommen.

Die Psychologin Dr. Petra Kempel von der Universität Gießen hielt zu Anfang nichts von dieser These und stellte eigene Studien an. «Zunächst habe ich gedacht: Was für ein Schwachsinn! Ich hätte nie geglaubt, dass wir diese Ergebnisse herausbekommen.» In ihren Untersuchungen ließ die Psychologin männliche und weibliche Testpersonen, deren Finger sie vermessen hatte, Aufgaben zum räumlichen Vorstellungsvermögen lösen. Die Ergebnisse bestätigten zum einen die klassischen Rollenklischees: Im Durchschnitt hatten die Frauen eine schlechtere Raumorientierung als die männlichen Probanden. Auf der anderen Seite konnte auch Dr. Kempel einen Zusammenhang zwischen dem Abschneiden im Test und den Längenunterschieden von Ring- und Zeigefinger feststellen. Von den Frauen waren diejenigen erfolgreicher im Lösen der Aufgaben, die ein eher «maskulines» Fingerverhältnis hatten: Je länger der Ringfinger in Relation zum Zeigefinger war, desto besser die räumliche Vorstellungskraft.

Professor Manning entdeckte einen weiteren Hinweis auf die Zuverlässigkeit des Fingerlängenindikators. Er verglich die Fingerproportionen von Spitzenfußballern mit denen von Spielern aus niedrigeren Ligen, und das Ergebnis war verblüffend: Je männlicher das Handprofil eines Spielers war, also je länger der Ringfinger im Verhältnis zum Zeigefinger war, desto weiter hatte er es im harten Fußballgeschäft gebracht. Die gleichen Proportionen stellte der Experte bei den Ersten Geigern eines Symphonieorchesters fest, während die Musiker aus den hinteren Reihen eher ein weibliches Fingermuster aufwiesen.

Ich wünsche Ihnen nun viel Spaß und spannende Diskussionen bei der Interpretation Ihrer Fingerproportionen. Gemessen wird übrigens von der jeweils untersten Falte des Fingers am Ansatz der Handfläche bis zu dessen Spitze. Bitte nicht schum-

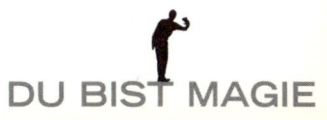

DU BIST MAGIE

meln, der überstehende Fingernagel zählt nicht mit! Und falls die alte Volksweisheit zur Sprache kommt, nach der auch die Nasengröße des Mannes etwas über seine Männlichkeit verrät: Dieser Zusammenhang konnte bisher nicht wissenschaftlich nachgewiesen werden.

◉ KUCHENWUNDER

Schauen Sie sich für ein paar Sekunden die folgende Zeichnung eines Kuchens an, bei dem ein Stück fehlt.

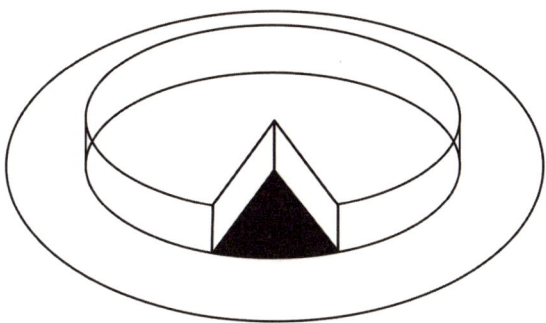

Jetzt drehen Sie das Bild auf den Kopf. Sie werden überrascht feststellen, dass Sie auf einmal nur noch das Kuchenstück sehen, das eben gefehlt hat.

Hinter den Kulissen

Erstaunlich, dass wir ein und dasselbe Bild auf unterschiedliche Arten sehen können. Unser Gehirn interpretiert demnach das, was wir sehen, um dem optischen Reiz einen Sinn zu geben. Da wir schon öfter einen Kuchen auf einem Teller gesehen haben, deutet unser Unbewusstes die Zeichnung aus beiden Perspektiven so, dass wir einen Teller erkennen. Daraus ergibt sich dann, dass der Rest der Zeichnung als fast kompletter Kuchen oder aus der anderen Perspektive eben nur als ein Stück davon wahrgenommen wird.

Sehen ist also ein aktiver Sinnesvorgang. Durch das Drehen des Bildes funktioniert die alte Interpretation nicht mehr, also

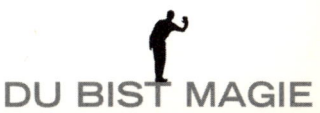

DU BIST MAGIE

werden die Sinneseindrücke so umorganisiert, dass sie wieder angemessen erscheinen.

Ein klassisches Beispiel für eine sogenannte «multistabile Wahrnehmung», bei der Sie sogar ohne Drehen des Bildes unterschiedliche Dinge erkennen können, ist der Necker-Würfel, benannt nach dem Schweizer Geologen Louis Albert Necker. Er entdeckte diesen Effekt 1832 beim Betrachten von Skizzen, die er von Kristallen gemacht hatte.

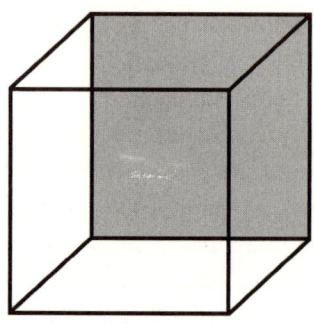

Nehmen Sie die graue Fläche als Vorderwand oder als Rückwand des Würfels wahr?

Beides ist möglich, denn letztlich ist es nur eine Frage der Interpretation. Wenn Sie sich bewusst darauf konzentrieren, dass die Fläche einmal die Rückwand und einmal die Vorderwand ist, können Sie den Würfel scheinbar hin und her kippen lassen.

Was bedeutet das für unseren Alltag? Diese beiden optischen Experimente zeigen, wie mehrdeutig die Dinge sein können, die wir wahrnehmen. Wir sehen die Welt da draußen also nicht wirklich so, wie sie ist, sondern interpretieren sie. Das gilt übrigens nicht nur für das Sehen, sondern beispielsweise auch für Musikstücke. Der eine empfindet eine Melodie als fröhlich, der andere als langweilig und der Dritte vielleicht sogar als deprimierend. Im Grunde interpretieren wir ständig, und dabei beeinflussen uns unter anderem unsere Erfahrungen, Werte, Emotionen und der Kontext, in dem wir die Dinge betrachten. Da bei dem Necker-Würfel der Kontext fehlt und er deshalb frei im Raum zu schweben scheint, haben wir keine Anhaltspunkte und können die Ausrichtung des Gebildes frei interpretieren.

Vielleicht gehören Sie auch zu den Menschen, die im Urlaub einen köstlichen Wein entdeckt haben und begeistert ein paar Flaschen mit nach Hause nehmen oder nach der Rückkehr bestellen. Oft ist die Enttäuschung groß, denn in der heimischen Umgebung schmeckt der Tropfen auf einmal gar nicht mehr so edel. In diesem Fall ist auch wieder der Kontext, also das Umfeld, ausschlaggebend. Am Ferienort scheint die Sonne, es ist warm, man muss nicht arbeiten, das Hotelpersonal kümmert sich um die Zubereitung des Essens und das Aufräumen. All das führt zu einer anderen Gemütslage und damit zu einer anderen Wahrnehmung des Geschmacks. In der gewohnten, meist stressigen Umgebung zu Hause sind wir in einer anderen Stimmung, und derselbe Wein schmeckt auf einmal ganz anders.

Oder wie geht es Ihnen, wenn Sie montags zur Arbeit fahren, im Vergleich dazu, wenn Sie dieselbe Strecke freitags zur Arbeit nehmen? Es ist derselbe Weg, aber das bevorstehende Wochenende beeinflusst Ihre Wahrnehmung.

Eine Mutter wird das krakelige Haus auf dem ersten selbstgemalten Bild ihres Kindes mit Tränen in den Augen bewundern. Ein Außenstehender wird dagegen vielleicht sagen: «Das soll ein Haus sein? Das ist ja total schief und hat gar keine Fenster!»

Oder um es mit den Worten meines Freundes Thorsten Havener zu sagen: «Die Welt ist das, wofür wir sie halten!»

Mit diesem Bewusstsein können Sie sich Ihr Leben viel angenehmer gestalten. Wir neigen nämlich schnell dazu, unsere Umwelt für unsere Reaktionen oder unser Befinden verantwortlich zu machen. Nimmt uns zum Beispiel jemand die Vor-

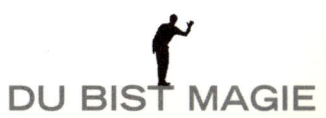

DU BIST MAGIE

fahrt und wir müssen bremsen, damit es nicht zu einem Unfall kommt, beschimpfen wir den anderen und haben mindestens eine Stunde lang schlechte Laune. «Ist doch klar!», werden Sie jetzt vielleicht denken. «Der andere hat sich regelwidrig verhalten und mich in eine Stresssituation gebracht. Ist doch logisch, dass mich das aufregt.»

Dabei liegt es allein in Ihrer Hand, wie Sie die Situation wahrnehmen und ob Sie sich die Laune von jemand anders verderben lassen. Eine alternative Reaktion wäre, sich bewusst zu machen, dass nur Ihre schnelle Reaktion den Unfall verhindert hat. Wenn Sie sich auf diesen Aspekt konzentrieren, haben Sie gleich ein gutes Gefühl, denn Sie haben eine gute Reaktionsfähigkeit und können stolz auf sich sein. Ihr Tag wird garantiert positiv weitergehen.

Der eine oder andere von Ihnen wird jetzt sicher einwerfen, dass dies eine Betrachtung durch die rosarote Brille sei. Ganz im Gegenteil! Zwar ist es in der Tat ein Blick durch eine andere Brille, allerdings durch eine, die Ihnen erlaubt, durch den veränderten Blickwinkel neue Kräfte zum Handeln zu entwickeln und aus einer resignierten Problemsicht in eine konstruktive Lösungssicht zu gelangen. Die Fachwelt spricht hier auch vom sogenannten «Reframing». Man sieht eine Situation aus einer anderen Perspektive, in einem anderen Rahmen.

Otto Rehagel hat einmal in einem Interview ein sehr gutes Beispiel für ein nützliches Reframe gegeben. Auf die Frage, ob es ihm nicht auf die Nerven gehe, so viele divenhafte, komplizierte Spieler zu trainieren, antwortete er: «Spieler, die mir keine Probleme machen, kann ich nicht gebrauchen. Die machen dem Gegner ja auch keine!»

Wenn Sie also das nächste Mal im Stau stehen, dann ärgern Sie sich nicht über die Zeitverzögerung, sondern freuen Sie sich, dass Sie unverletzt in Ihrem Auto sitzen. Vielleicht gibt Ihnen die nicht eingeplante Wartezeit auch endlich mal die Gelegenheit, in Ruhe über Dinge nachzudenken, die Sie gerade beschäftigen.

Ihre Mutter, die sich in alles Mögliche einmischt, können Sie als nervig oder als interessiert wahrnehmen. Einen anstrengenden Kunden können Sie auch als Herausforderung betrachten, die es Ihnen ermöglicht, ein noch besserer Geschäftsmann zu werden.

Probieren Sie es einfach aus, und Sie werden sehen, dass Sie es ganz allein in der Hand haben, wie Sie auf Situationen reagieren und wie Sie diese nutzen.

Das mag am Anfang ungewohnt und mühsam sein, denn es ist viel leichter, immer den anderen die Schuld zu geben. Aber es lohnt sich, die Welt mal mit anderen Augen zu sehen.

DU BIST MAGIE

Jeder von Ihnen hat bestimmt schon einmal eine Lupe in der Hand gehabt und weiß, dass der Vergrößerungseffekt durch eine Glas- oder Kunststofflinse entsteht, die das Licht so bricht, dass der betrachtete Gegenstand größer erscheint.

Aber wussten Sie auch, dass Sie von Natur aus bereits mit allem ausgestattet sind, um jederzeit eine Lupe zu kreieren, und zwar ohne eine spezielle Linse?

Ich werde es Ihnen beweisen. Bitte legen Sie dieses Buch aufgeschlagen auf einen Tisch, kneifen Sie ein Auge zu und gehen Sie so nah mit dem Gesicht an das Papier, bis Sie den Text nur noch unscharf sehen. Merken Sie sich diesen Abstand und setzen Sie sich wieder aufrecht hin.

Lassen Sie das Buch bitte weiter aufgeschlagen auf dem Tisch liegen, denn Sie benötigen gleich beide Hände. Allein mit Ihren Fingern erschaffen Sie jetzt eine Lupe. Dazu legen Sie Daumen und Zeigefinger jeder Hand aufeinander und führen dann beide Hände so zusammen, dass sich die Daumen und Zeigefinger berühren.

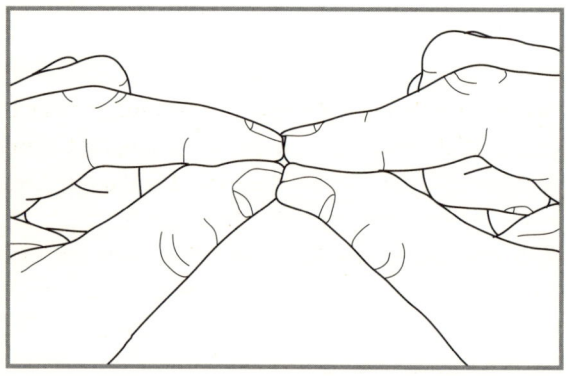

Dadurch entsteht eine winzig kleine Öffnung, die durch die Spitzen Ihrer Daumen und Zeigefinger begrenzt ist. Je kleiner die Öffnung ist, umso besser. Genau diese Öffnung ist jetzt Ihre Lupe.

Um sie zu testen, kneifen Sie nun wieder ein Auge zu und gehen mit dem Gesicht noch einmal so nah an den Text heran, bis die Zeichen verschwimmen. Dann halten Sie Ihre «Fingerlupe» vor das Auge, genauer gesagt, schauen Sie durch die winzige Öffnung zwischen den Fingerspitzen auf das Papier.

Plötzlich ist alles scharf und zudem noch etwas vergrößert.

Hinter den Kulissen

Um dem Geheimnis der Fingerlupe auf die Spur zu kommen, wollen wir uns erst mal die Funktion unserer Augen anschauen.

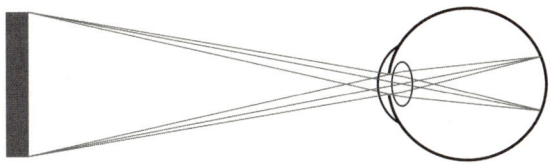

Links sehen Sie symbolisch einen Gegenstand, der das Umgebungslicht reflektiert. Das reflektierte Licht fällt durch die Hornhaut, sozusagen die Vorderseite des Auges, und passiert anschließend die Pupille. Die Linse dahinter bündelt das Licht, das schließlich auf die Netzhaut an der Rückseite des Auges fällt und dort das Bild erzeugt, das wir sehen. In der Zeichnung ist das schematisierte Auge in einer seitlichen Perspektive abgebildet.

Damit wir klar und scharf sehen, passt unsere innere Augenmuskulatur die Form der Linse ebenso wie die Größe der Pupille so an, dass das einfallende Licht an der Augenrückwand auf

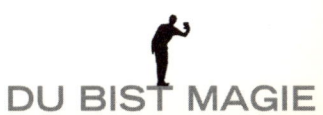

DU BIST MAGIE

der Netzhaut entsprechend gebündelt ankommt. Die Pupille funktioniert dabei wie die Blende einer Fotokamera. Wenn die Umgebung dunkel ist, wird sie weiter, um mehr Licht einfallen zu lassen, damit wir möglichst viel wahrnehmen können. Ist es dagegen hell, verengt sie sich, um die Netzhaut zu schützen und störendes Streulicht abzuschirmen, welches das Bild unklar machen würde.

Durch einen Ringmuskel kann die Krümmung der Linse und damit die Brechkraft verändert werden. Wenn wir etwas scharf sehen, das in der Ferne liegt, ist die Linse eher flach. Schauen wir dagegen auf etwas in der Nähe, wölbt sie sich, um die einfallenden Lichtstrahlen so zu bündeln, dass das Bild möglichst klar auf der Netzhaut abgebildet wird.

Die Netzhaut hat die gleiche Funktion wie der lichtempfindliche Chip, der bei einer digitalen Fotokamera hinter dem Objektiv liegt und die auftreffenden Lichtstrahlen in feinste elektrische Signale umwandelt, die dann als Bild digital gespeichert werden. Beim Auge werden die Signale der Netzhaut über den Sehnerv an unser Gehirn weitergeleitet, genauer gesagt, in das Sehzentrum, und dort in Bilder übersetzt. (Siehe auch *Verschwindender Elefant*, Seite 165.)

Dieses geniale System unserer Augen hat allerdings seine Grenzen, denn ab einer bestimmten Nähe können sie das Licht nicht mehr so bündeln, dass es fokussiert auf die Netzhaut trifft. Halten wir etwas zu nah vor die Augen, erkennen wir es nur noch unscharf. Man spricht bei diesem Bereich auch davon, dass die «Nahgrenze» unterschritten wurde.

Schulkinder beispielsweise können Gegenstände selbst dann noch scharf einstellen, wenn sie nur zehn Zentimeter von den Augen entfernt sind. Ab dem 20. Lebensjahr rückt die Grenze pro Jahr ungefähr einen Zentimeter weiter weg, das heißt, je älter wir werden, umso schwerer fällt es uns, auf kurze Distanz scharf zu sehen.

Die folgende Zeichnung erklärt, was in unserem Auge geschieht, wenn wir die Nahgrenze unterschreiten.

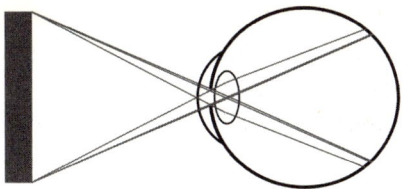

Die Linse ist so stark gewölbt wie nur möglich, trotzdem reicht es nicht aus, um die Strahlen zu bündeln. Dadurch treffen diese nun nicht mehr fokussiert auf die Netzhaut, sondern versetzt. Auch die Pupille kann sich nicht noch mehr verengen, um das störende Streulicht abzuschirmen. Daher ist das Bild unscharf.

Schauen Sie jedoch unterhalb der Nahgrenze durch eine kleine Öffnung, wie Sie sie vorhin mit Daumen und Zeigefingern gebildet haben, geschieht Folgendes:

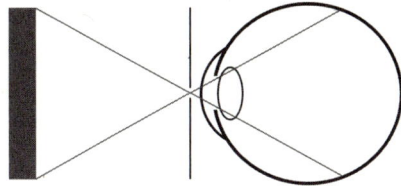

In dieser Skizze sehen Sie anstelle der Finger eine Pappe mit einem stecknadelgroßen Loch, das sich direkt vor dem Auge befindet. Die winzige Öffnung hat dieselbe Funktion wie der Zwischenraum zwischen Ihren Daumen und Zeigefingern bei unserem Experiment.

Das Loch in der Pappe hat einen geringeren Durchmesser als die kleinste Öffnung, die Ihre Pupille bilden kann, denn diese kann sich auf höchstens knapp zwei Millimeter verengen. Die Pappe wirkt dadurch wie eine zusätzliche Blende und schirmt mehr Streulicht ab, weshalb weniger Lichtstrahlen die Netzhaut erreichen und das Bild klarer und schärfer wird. Der ein-

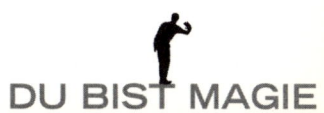

DU BIST MAGIE

zige kleine Nachteil daran: Durch das Abschirmen des Streulichts wirkt das, was wir betrachten, auch etwas dunkler als ohne «Lochlupe».

Je kleiner das Loch, umso näher können wir noch scharf sehen. Versuchen Sie es einfach mal mit einer Visitenkarte oder einem Stück Pappe, in das Sie mit einer Reißzwecke oder Nadel ein Loch gestochen haben. Sogar Brillenträger können ohne ihre übliche Sehhilfe bei ausreichend heller Beleuchtung mit diesem Hilfsmittel Zeitung lesen.

Nun fehlt nur noch die Erklärung, warum uns die Dinge mit einer Lochlupe vergrößert erscheinen.

Wie groß wir etwas wahrnehmen, hängt von der Größe des Objekts und dem Abstand ab, den wir dazu einnehmen. Ein echter Elefant in hundert Meter Abstand wird auf unserer Netzhaut in den gleichen Dimensionen abgebildet wie ein kleiner Spielzeugelefant, der direkt vor uns auf dem Tisch steht. Trotzdem wissen wir, dass die beiden unterschiedlich groß sind, da der eine Elefant weiter weg ist als der andere. Unser Gehirn setzt die wahrgenommene Größe also in Relation zur wahrgenommenen Entfernung und greift dabei auf Erfahrungswerte zurück. Der Schweizer Augenarzt Emil Emmert hat diesen Zusammenhang 1881 entdeckt.

Durch den Einsatz der Lochlupe können wir Dinge in einem geringeren Abstand schärfer sehen, als wir es gewohnt sind. Da uns in diesem Bereich die Erfahrungswerte fehlen, greift das Emmert'sche Gesetz hier nicht. Unser Gehirn kann die Abbildungsgröße also nicht in die richtige Relation zum Abstand setzen, sondern nimmt das betrachtete Objekt umfangreicher wahr, als es tatsächlich ist. Dadurch entsteht der Vergrößerungseffekt.

Wenn Sie kurzsichtig sind, können Sie eine Lochlupe übrigens auch benutzen, um in der Ferne scharf zu sehen.

MEHRFACHVORHERSAGE

Nehmen Sie bitte einen Stift zur Hand – oder versprechen Sie mir einfach, nicht zu schummeln.

Ich werde Sie gleich bitten, an vier Dinge zu denken. Wichtig ist, dass Sie sich dabei möglichst **schnell** entscheiden und bei Ihrer Meinung bleiben. Notieren Sie Ihre Antworten gleich hier auf dieser Seite oder behalten Sie sie im Kopf.

Entscheiden Sie sich spontan für die Antworten – und zwar JETZT!

Möbelstück	_____
Farbe	_____
Wildes Tier	_____
Zahl zwischen 3 und 10	_____

Alles ausgefüllt oder gemerkt? Dann blättern Sie bitte um. Auf der nächsten Seite folgt meine Vorhersage, für welche der unzähligen Antwortmöglichkeiten Sie sich entschieden haben. Reiben Sie ruhig mit dem Finger über die Seite, die Schrift ist fest aufgedruckt ...

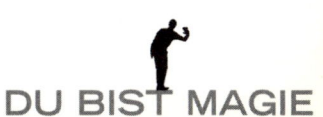

DU BIST MAGIE

Köln, 19.05.2010

Vorhersage

Liebe Leserin,
lieber Leser,
ich hatte die Vorahnung, dass Sie zumindest
einige der folgende Dinge aufgeschrieben
oder in Gedanken gewählt haben:

Stuhl
Rot
Löwe
7

Hinter den Kulissen

Der Trick funktioniert durch die Macht der Gewohnheit.

Alle Antworten, die ich vorhergesagt habe, sind die laut Statistik am häufigsten genannten. Dadurch, dass ich Sie unter Zeitdruck gesetzt und um eine schnelle Entscheidung gebeten habe, sind Sie unterbewusst bei dem Gewöhnlichen, Vorhersagbaren geblieben. Sie haben Ihrem Gehirn keine Chance gegeben, kreativ zu werden oder reflektiert zu denken. Die Folge: Sie haben sich das gemerkt oder notiert, was in Ihrem Kopf am präsentesten war. Sie sitzen vielleicht gerade auf einem Stuhl oder haben es zumindest heute beim Essen oder Arbeiten getan, also war es naheliegend, dass Sie dieses Möbelstück, wenn auch nur unterbewusst, gewählt haben.

Wir behalten Dinge nicht nur entweder im Gedächtnis oder vergessen sie, sondern alles ist unterschiedlich präsent. Die Dinge, die uns zuletzt oder häufiger beschäftigt haben, sind näher an der Oberfläche als solche, an die wir schon lange keine

Gedanken mehr verschwendet haben. Diese präsenteren Dinge verknüpfen wir unterbewusst immer mal wieder mit etwas, das wir aktuell tun.

Das folgende Beispiel kennen Sie vielleicht auch: Von dem Tag an, an dem Sie sich ein neues Auto gekauft haben, sehen Sie plötzlich überall auf den Straßen genau Ihr Modell in Ihrer Farbe. Das bedeutet nicht automatisch, dass Sie ein Trendsetter sind, denn all diese Autos waren schon länger unterwegs, sie sind Ihnen nur bisher nicht aufgefallen. Dadurch, dass Sie sich so intensiv mit der Auswahl Ihres neuen Fahrzeugs beschäftigt haben, ist das Thema in Ihren Gedanken nach vorn gerückt. Daher beeinflusst es Ihre Wahrnehmung unterbewusst auch in anderen Situationen. Hierzu noch ein experimentelles Beispiel:

Bitte lesen Sie dreimal langsam das folgende Wort:

Weinen

Nun vervollständigen Sie bitte das untenstehende Wort:

Tr_____

Als Nächstes lesen Sie bitte dreimal langsam:

Wein

Und ergänzen nun folgendes Wort:

Tr_____

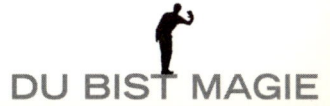

DU BIST MAGIE

Beide Male handelt es sich um denselben Wortanfang, den es zu ergänzen gilt, dennoch werden Sie diesen im ersten Fall höchstwahrscheinlich zu Trauer oder Träne und im zweiten zu Traube oder Trauben ergänzt haben. Das zuvor gelesene Wort war Ihnen jeweils noch so präsent, dass es Sie bei der nachfolgenden Aufgabe beeinflusst hat.

Hier ein kleines Spiel, mit dem Sie das Phänomen an einer anderen Person ausprobieren können:

Lassen Sie Ihr Gegenüber 20-mal schnell hintereinander das Wort «Milch» sagen und fragen Sie direkt nach dem 20. Mal: «Was trinkt die Kuh?» Wenn Sie den anderen mit den 20 Wiederholungen genug gestresst haben, lautet die Antwort höchstwahrscheinlich: «Milch.» Auch wenn Ihre Testperson eigentlich weiß, dass «Wasser» die richtige Erwiderung gewesen wäre.

Was ist passiert? Durch die mehrfache Wiederholung war das Wort «Milch» so weit vorn im Gedächtnis der Testperson, dass diese es sofort mit der im Anschluss gestellten Frage verknüpft hat.

Genau dieses Phänomen benutzen unter anderem Verkäufer, um Ihnen etwas aufzuschwatzen. Sie stellen zunächst eine Reihe von Fragen, die Sie guten Gewissens mit «Ja» beantworten können. Dadurch gewinnt die Antwort «Ja» einen höheren Stellenwert in Ihren Gedanken, und wenn der Verkäufer am Ende dann fragt: «Interessieren Sie sich für unseren Staubsauger?» oder: «Wollen Sie das Gerät gern kaufen?», wird Ihnen leichter ein «Ja» herausrutschen.

Nicht zuletzt ist auch ein gewisser Stress für unüberlegte Reaktionen verantwortlich, den Verkäufer nur zu gern nutzen. Sie stellen eine ganze Reihe von Fragen und erwarten schnelle Antworten, manchmal sogar unter fiktiven Vorwänden wie: «Sie müssen sich sofort entscheiden, denn das Angebot gilt bloß noch heute, und ich habe nur mehr wenige Exemplare auf Lager.»

Unter diesem Druck antworten wir oft schnell und unüberlegt und haben leicht etwas aus Höflichkeit oder Reflex gesagt, was wir bei genauerem Überlegen niemals ausgesprochen oder gewollt hätten. Da es nun jedoch einmal raus ist, kann man irgendwie nicht mehr zurück – das glauben wir zumindest –, und schon hat der fliegende Händler oder Telefonvertreter sein Ziel erreicht.

Wenn unser Gehirn unter Stress gerät, richtet es seine Aufmerksamkeit auf einen winzig kleinen Bereich, und wir verlieren den Überblick. Woran liegt das? Dazu schauen wir uns unser Gehirn einmal genauer an. Ich meinte das metaphorisch, also legen Sie bitte die Schädelsäge wieder aus der Hand.

Unser Gehirn besteht aus zwei Hälften, die meistens recht gut zusammenarbeiten. Die linke ist zuständig für analytische, systematische und ernsthafte Aufgaben, die rechte ist bei kreativen, emotionalen und humorvollen Tätigkeiten aktiv. Obwohl beide Hirnhälften gleich aussehen, nehmen sie die Dinge unterschiedlich wahr. Neuropsychologen haben eine einfache Methode entwickelt, um die verschiedenen Sichtweisen der beiden sogenannten Hemisphären zu demonstrieren.

Schauen Sie bitte auf die Abbildung und konzentrieren Sie sich zunächst auf die Ts.

```
TTT              TTT
TTT              TTT
TTT              TTT
TTT              TTT
TTT              TTT
TTTTTTTTTTTTTTTTTTT
TTTTTTTTTTTTTTTTTTT
TTT              TTT
TTT              TTT
TTT              TTT
TTT              TTT
TTT              TTT
```

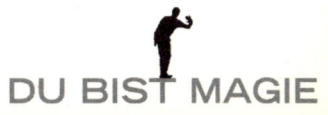

DU BIST MAGIE

In diesem Moment rattert Ihre analytische linke Hirnhälfte, da Sie auf Details fixiert sind. Wären Sie jetzt an ein EEG angeschlossen, ließe sich das gut an den gemessenen Hirnströmen erkennen. Halten Sie jetzt das Buch etwas weiter weg und fokussieren Sie das große H. In diesem Moment übernimmt Ihre kreative rechte Hirnhälfte, da Sie sich mit dem großen Ganzen befassen und den Überblick haben. (Siehe auch *Unsichtbare Münze*, Seite 57.)

Jetzt, da Sie diesen Trick kennen, haben Sie die Möglichkeit, sich in Situationen, in denen Sie unter Druck stehen, anders zu verhalten. Gehen Sie in Gedanken auf die Zuschauertribüne und betrachten Sie das Ganze in Ruhe «von außen». So können Sie mit Abstand überlegen, was Sie wirklich wollen, und eine durchdachte Antwort geben.

Dasselbe hilft zum Beispiel auch, wenn Sie nach der Lösung für ein Problem suchen. Wenn die Zeit noch so sehr drängt, tappen Sie nicht in die Macht-der-Gewohnheit-Falle und entscheiden sich für einen Lösungsweg, den Sie «schon immer» beschritten haben. Nehmen Sie sich selbst den Druck einer schnellen Entscheidung, und Sie werden sehen, dass sich die Zeit, die Sie länger brauchen, um in Ruhe zu überlegen, im Ergebnis auszahlt.

⬤ MAGNETISCHE WÜRFEL

Nehmen Sie zwei Spielwürfel oder andere Gegenstände in ähnlicher Größe, die nach Möglichkeit eine feste Struktur und mindestens eine flache Seite haben. Das können zwei Handys sein, Schminkdöschen, Flaschendeckel, Kieselsteine, Würfelzucker oder Ähnliches. Ich bin mir sicher, Sie finden etwas Passendes in Ihrer Umgebung.

Ergreifen Sie jeweils einen der beiden Gegenstände mit den Fingerspitzen einer Hand und pressen Sie diese für eine Minute mit den flachen Seiten gegeneinander. Und zwar so fest, wie Sie nur können. Noch fester.

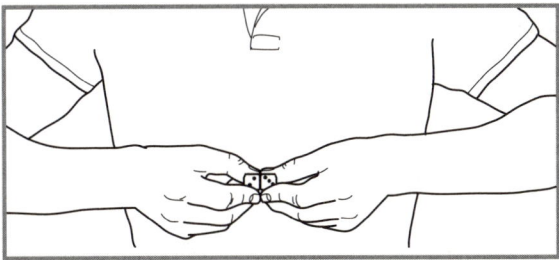

Stellen Sie sich dabei vor, dass sich an der Stelle, an der sich die Gegenstände berühren, ein Energiefeld aufbaut, das immer stärker und stärker wird. Halten Sie 60 Sekunden durch.

Wenn die Zeit um ist, versuchen Sie, die Gegenstände voneinander zu trennen. Sie werden merken, dass es nur schwer möglich ist. Zwischen den Gegenständen scheint sich eine Art Magnetfeld aufgebaut zu haben, das diese immer wieder zusammenzieht.

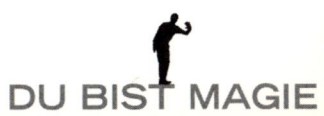

DU BIST MAGIE

Hinter den Kulissen

Bei diesem Phänomen gilt der Code «Adaption»; damit bezeichnet man die Anpassung an geänderte innere oder äußere Bedingungen. Wenn unser Körper also ein und demselben Reiz über längere Zeit ausgesetzt ist, verändert sich unsere Reizschwelle. Der permanente Reiz wird als neue Untergrenze genommen, und lediglich eine stärkere oder andere Stimulation nehmen wir dann noch bewusst wahr. Dadurch sind wir sensibler für neue Sinneseindrücke. (Siehe auch *Geschmackszauber*, Seite 105.)

Das Phänomen betrifft alle Sinneskanäle. Wenn Sie beispielsweise ein Lieblingsparfum haben, das Sie schon lange benutzen, werden Sie es irgendwann nicht mehr selbst an sich riechen. Ihre Geruchszellen sind unempfindlich gegen den Duft geworden, da Sie ihm über lange Zeit ausgesetzt waren. Das führt bei manchen Menschen dazu, dass sie sich in eine wahre Duftwolke hüllen, weil sie ständig das Gefühl haben, zu wenig Parfum zu benutzen. Was die Umwelt teilweise schon als penetrant wahrnimmt, empfindet der Parfumträger dagegen als einen leichten Dufthauch.

In unserem Experiment üben Sie Druck auf die Rezeptoren in Ihren Fingerspitzen aus. Da dieser über längere Zeit andauert, eicht unser Gehirn die Drucksensoren neu, und der empfundene erhöhte Druck wird zum neuen Standard. In unserem Gehirn ist gespeichert: «Das ist der Normalzustand, den bitte beibehalten.»

Wenn Sie nach einer Minute die Gegenstände voneinander trennen, fällt die zuvor gefühlte Kraft weg. Unser Körper versucht dann, den fehlenden Druck auszugleichen, indem die Muskeln in den Armen und den Händen vom Unterbewusstsein den Befehl «drücken» erhalten. Die scheinbar wahrgenommene magnetische Kraft ist also ein Wettstreit zwischen der bewussten und unbewussten Steuerung unseres Körpers. Wir wollen bewusst die Hände auseinandernehmen, während unser Unterbewusstsein sie wieder zusammendrücken will, um den Druck aufrechtzuerhalten.

Haben Sie Lust auf ein weiteres Experiment zum Thema «Adaption»? Dann stellen Sie sich bitte in den Rahmen einer geöffneten Tür, lassen die Arme seitlich am Körper herunterhängen und drücken mit beiden Handrücken so stark wie möglich gegen den Türrahmen.

Pressen Sie die Arme dabei, so fest es geht, nach außen und halten Sie mindestens eine Minute durch. Wenn Sie nun aus dem Türrahmen heraustreten, werden sich Ihre Arme wie von allein seitlich heben.

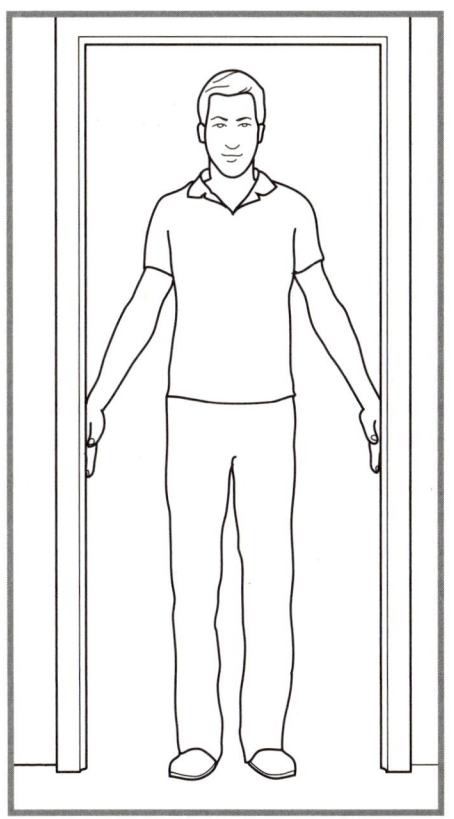

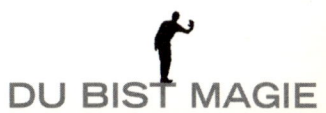

DU BIST MAGIE

Auch hier hat sich Ihr Körper an den Druck gewöhnt, den Sie an den Stellen spüren, an denen Sie gegen den Türrahmen gedrückt haben. Fällt der Druck beim Heraustreten weg, versucht Ihr Körper gegenzusteuern, und die Arme gehen automatisch nach oben.

Das Experiment funktioniert auch umgekehrt, und zwar ganz ohne Türrahmen. Wenn Sie für eine Minute die Arme seitlich fest an den Körper pressen und diese dann nach vorn strecken, werden sie sich wie von selbst überkreuzen.

Im Alltag fallen uns Adaptionen kaum auf, obwohl es eine komfortable Automatik unseres Körpers ist, die uns das Leben oft leichter macht. Spüren Sie zum Beispiel ständig bewusst die Kleidung auf Ihrer Haut? Wahrscheinlich nicht. Zum Glück, denn es wäre eine wahre Reizüberflutung, wenn wir andauernd wahrnehmen würden, wie sich die unterschiedlichen Stoffe an jeder einzelnen Stelle unseres Körpers anfühlen. Unser Gehirn stuft diese Dauerreize irgendwann als harmlos und unwichtig ein und blendet sie aus. Diese Adaption wird Ihnen vielleicht im Urlaub an den ersten Tagen am Strand auffallen. Da es für uns normal ist, am ganzen Körper mit Stoff bedeckt zu sein, ist es zunächst ein merkwürdiges Gefühl, wenn wir dann am Meer, nur mit Badehose oder Bikini bekleidet, den Wind und die Sonne auf der Haut spüren. Nach kurzer Zeit hat dann eine neue Adaption stattgefunden, und unser Körper ist auf «keine Kleidung» geeicht. Bei der Rückkehr in den Alltag bemerken wir dann wieder, wie anders es sich anfühlt, sich von Kopf bis Fuß zu bedecken.

Eine Adaption in größerem Umfang findet zum Beispiel auch statt, wenn Sie über längere Zeit auf einem ähnlichen Untergrund laufen. Mal angenommen, Sie gehen durch eine Fußgängerzone, dann passt sich Ihr Gehirn schnell an die Gegebenheiten an, und Sie denken nicht mehr bewusst darüber nach, wie hoch Sie die Füße heben oder wie Sie genau laufen müssen, um nicht zu stolpern. Sie können Ihre Aufmerksamkeit anderen Dingen zuwenden, etwa den Auslagen in den Schaufenstern oder anderen Menschen.

Steht nun aber an einer Stelle des Weges eine Bodenplatte ein Stückchen hoch oder gibt es ein Schlagloch in der Straße, werden Sie stolpern und sich erschrecken. Es ist etwas Ungewöhnliches passiert, und Ihr Körper hat Alarm geschlagen, sozusagen von der Automatik auf manuellen Betrieb umgeschaltet, und Ihnen wieder das Ruder in die Hand gegeben. Wenn Sie sich von dem Stolperer erholt haben, werden Sie die nächsten Schritte wieder bewusster gehen und auf Unebenheiten achten. Bis dann nach einiger Zeit ohne besondere Vorkommnisse erneut eine Adaption stattfindet und das Laufen wieder unbewusster wird.

Vielleicht ist es Ihnen auch schon mal passiert, dass Ihnen erst bei totaler Stille aufgefallen ist, dass Sie vorher unbemerkt die ganze Zeit von Lärm umgeben waren. Auch hier ist die permanente Geräuschkulisse für Ihr Unterbewusstsein zur Normalität geworden, und Ihr Körper hat sich angepasst. Erst durch den Wegfall des Reizes merken wir, dass da vorher ein anderer Geräuschpegel war, und nehmen die Stille vielleicht zunächst sogar als unangenehm wahr.

Ähnlich ist es, wenn Sie nach mehreren Stunden oder Tagen auf See zurück an Land gehen und das Gefühl haben, dass alles schwankt. Ihr Körper hat sich an den Seegang gewöhnt und automatisch Gegenbewegungen ausgeführt, die Sie auf festem Boden nun aus dem Gleichgewicht bringen. Daher braucht Ihr Körper erst wieder ein wenig Zeit, um sich an die neuen Umstände zu gewöhnen. (Siehe auch *Verhexter Kreis*, Seite 33.)

Sie merken, unser Körper ist ein wahrer Meister der Anpassung. Damit haben wir Männer auch eine Erklärung dafür, warum Frauen ihre neuerstandenen Schuhe, die zwar toll aussehen, aber meist total unbequem sind, nach einiger Zeit tatsächlich bequem finden.

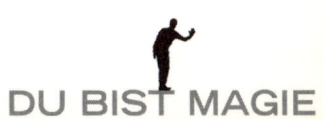

DU BIST MAGIE

Bitte schauen Sie sich die schattierten Kreise unten auf der Seite an. Es sind vier runde Flächen mit einem Farbverlauf von Schwarz nach Weiß.

Wenn Sie jetzt das Buch um 90 Grad nach links drehen, sodass sich die Kreise mit der hellen Seite nach oben nebeneinander befinden, geschieht etwas Magisches.

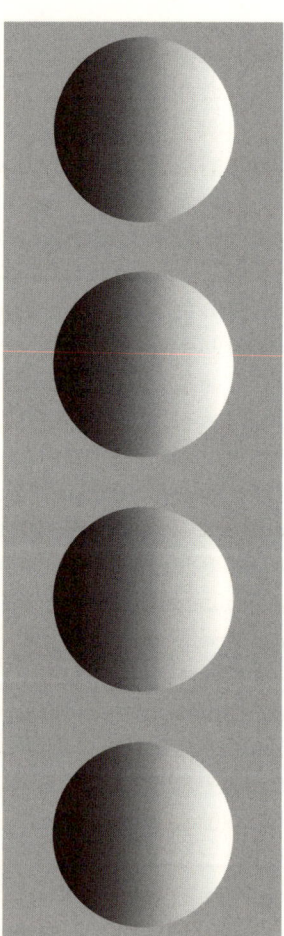

Die Kreise erscheinen Ihnen auf einmal viel plastischer und sehen aus wie vier runde Ausbuchtungen, die aus dem Papier hervorzustehen scheinen. Das, was vorher zweidimensional war, wirkt auf einmal dreidimensional.

Sobald Sie das Buch zurückdrehen, ist die Wirkung wieder verschwunden.

Hinter den Kulissen

Machen Sie nun bitte dasselbe Experiment mit den Kreisen auf der nächsten Seite. Ändert sich etwas an dem plastischen Eindruck, wenn Sie das Buch drehen? Nein, ganz und gar nicht. Dabei handelt es sich um den gleichen Hintergrund, die gleiche Anzahl und Größe der Kreise, und sogar die Flächen sind links schwarz und rechts weiß.

Der feine Unterschied besteht jedoch in der Schattierung. Während in der zweiten Abbildung der Übergang zwischen Schwarz und Weiß sehr hart ist, gehen in der ersten die Helligkeitsstufen weich ineinander über.

Licht und Schatten spielen offensichtlich eine wichtige Rolle bei der Verarbeitung von optischen Reizen. Durch die Interpretation von Helligkeitsabstufungen erhalten unsere grauen Zellen wichtige Informationen über die Form eines Gegenstands.

Stellen Sie sich vor, Sie legen in einem dunklen Raum eine weiße Kugel auf den Boden und schalten dann eine Deckenlampe an, die genau über der Kugel hängt. An der Oberseite wäre die Kugel am hellsten, da hier das Licht direkt auftrifft, nach unten hin würde die Helligkeit abnehmen, und ganz unten wäre die Kugel gar nicht mehr beleuchtet, also schwarz. Genau diesen Effekt simuliert die Illustration zu Beginn des Experiments. Wenn Sie das Buch zur Seite kippen, sehen die Kreise aus wie weiße Kugeln, die von oben beleuchtet werden. Sofort interpretiert unser Gehirn eine Dreidimensionalität.

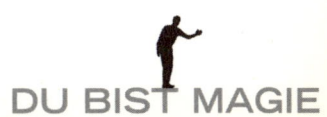

DU BIST MAGIE

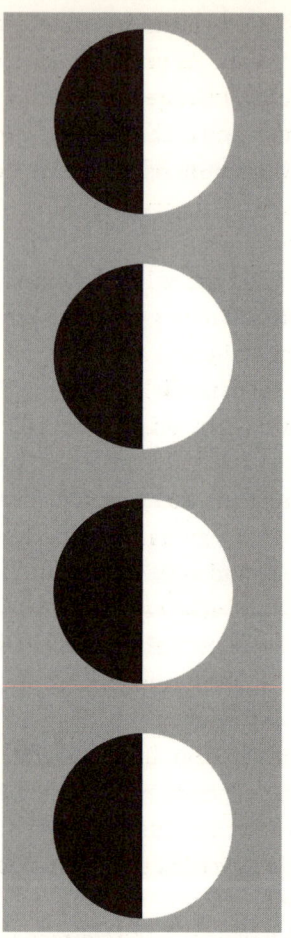

Warum passiert das jedoch erst, wenn wir das Buch drehen? Die Antwort ist recht simpel: In unserem Gehirn ist die Grundannahme abgespeichert, dass Licht immer von oben kommt. Wenn wir uns die Entwicklung unserer Stammesväter und -mütter anschauen, ist das durchaus nachvollziehbar, denn bevor unsere Vorfahren das Feuer entdeckten, gab es als einzige Lichtquelle die Sonne. Und die scheint nun mal von oben. Neuere Studien haben herausgefunden, dass eine der Grundeinstellungen unseres Gehirns lautet: «Licht kommt immer von links oben.» Warum es gerade links oben ist, konnte allerdings bisher nicht erklärt werden.

Dass unser Gehirn sich nicht so leicht von dieser Annahme abbringen lässt, werden Sie sehen, wenn Sie nochmal zurück auf Seite 98 blättern und diesmal das Buch so drehen, dass die helle Seite der Kreise nicht oben, sondern unten ist. Schon haben Sie den Eindruck, dass es keine Ausbuchtungen, sondern Dellen sind, die nach innen gehen. Bei einer Delle in einem Blech, das aufrecht steht und auf das die Sonne scheint, wären die Schattierungen nämlich genau so. Das Licht würde im unteren Teil in die Vertiefung leuchten, und der obere Teil läge im Schatten.

Dieser Mechanismus ist so simpel und robust gestrickt, dass unser Gehirn zum einen zu ignorieren scheint, ob tatsächlich eine Lichtquelle vorhanden ist. Immerhin resultieren die Helligkeitsunterschiede in der Grafik nicht aus einer bestimmten Beleuchtung, sondern aus der unterschiedlichen Konzentration der Druckfarbe. Zum anderen kalkulieren unsere grauen Zellen nicht mit ein, wie wir den Kopf halten. Wenn Sie es ausprobieren möchten, dann halten Sie das Buch mit der aufgeschlagenen ersten Abbildung senkrecht in beiden Händen und drehen Sie diesmal nur den Kopf so, dass die helle Seite der Kreise oben liegt. Sie werden feststellen, dass es so ebenfalls wieder plastisch aussieht.

Unser Gehirn berechnet die Dreidimensionalität also nicht nach der Prämisse, dass das Licht «vom Himmel» kommt, sondern viel simpler, nämlich dass es von der Oberseite unseres Blickfelds her leuchtet. Scheinbar hat sich auch in diesem Fall der Ansatz «so einfach wie möglich» in den letzten Millionen Jahren durchgesetzt.

Der Vorteil dieser Methode liegt in der hohen Geschwindigkeit, mit der sie funktioniert. Dreidimensionale Dinge zu erkennen war schon für unsere Vorfahren essenziell. Dadurch war es ihnen möglich, selbst auf größere Entfernung Beute-

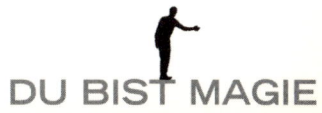

DU BIST MAGIE

tiere oder Angreifer ausfindig zu machen, da sie sich durch die automatische Interpretation der Schattierung deutlich von der Landschaft abhoben.

Im Lauf der Evolution haben sich bei einigen Tieren Gegenstrategien entwickelt, um sich zu tarnen und den Licht-kommt-von-oben-Interpretationsmechanismus auszutricksen. Der ist nämlich nicht nur bei uns Menschen vorhanden, sondern auch bei Jagdtieren, denen er hilft, ihre Beute schneller zu entdecken.

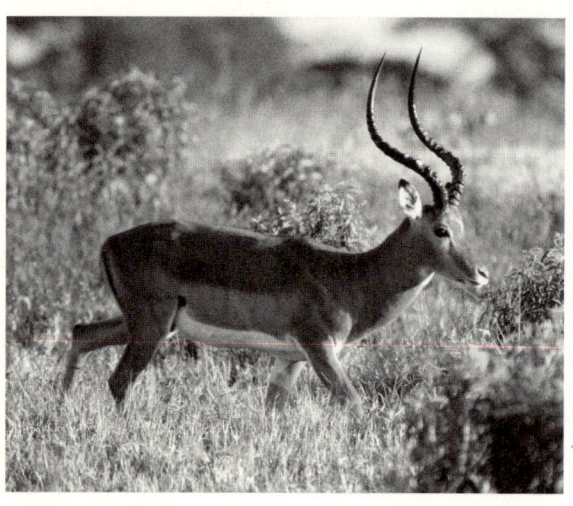

Hätte zum Beispiel eine Antilope ein einfarbiges Fell, dann würde sie durch die Lichtschattierung sofort hervorstechen und wäre leichte Beute. Aber diese Tiere haben auf dem Rücken dunkles Fell und sind am Bauch fast weiß. Mit dieser «Gegenschattierung» reduzieren sie den Effekt, den das Sonnenlicht von oben erzeugt, und verschmelzen optisch mit ihrer jeweiligen Umgebung.

Wenn Sie das nächste Mal an einem Computer sitzen, dann betrachten Sie mal die Felder, die Sie auf dem Bildschirm anklicken, um etwas zu aktivieren oder eine Funktion auszuführen.

ANKLICKEN

Um sie wie hervorstehende Knöpfe wirken zu lassen, bedienen sich die Grafiker oft des zuvor beschriebenen Mechanismus, indem sie die Schaltfläche oben heller gemacht haben als unten. Durch diesen einfachen Kniff tritt unsere «Beute» des 21. Jahrhunderts deutlich in den Vordergrund, und wir sehen direkt, wo wir etwas anklicken können.

Die Mode macht sich diesen Effekt ebenfalls zunutze. Ihre Beine werden zum Beispiel in einer einfarbigen Jeans anders aussehen als in einem Stonewashed-Modell. Durch die Waschung ist eine Schattierung entstanden, die an der Vorderseite hell ist und zu den Seiten hin dunkler wird. Dadurch wirken Ihre Beine runder als in einfarbigen Hosen. Genau den gleichen Effekt haben Nylonstrumpfhosen, denn frontal betrachtet ist das Material an der Vorderseite durchsichtiger als zu den Seiten hin. Dadurch ergibt sich eine Schattierung, welche die Beine vorteilhafter erscheinen lässt.

Davon abgesehen, spielt jede Frau mit der Kraft der Schattierungen, wenn sie sich schminkt. Durch aufgemalte Schatten oder Highlights wirkt ein Gesicht ganz anders, und die Proportionen können optisch verändert werden. Bereiche, die hervorstehen sollen, werden heller geschminkt, während jene, die schmaler wirken sollen, dunkler schattiert werden. Wie sehr wir uns durch ein gutes Make-up verzaubern lassen, erlebe ich immer wieder, wenn ich bei TV-Produktionen vor der Sendung prominente Damen manchmal ungeschminkt (über)sehe, da sie erst nach der Maske so herumlaufen, wie ich sie aus der Presse und vom Bildschirm her kenne.

Apropos Fernsehen. Achten Sie mal darauf, wie das Licht zum Beispiel bei den Nachrichten gesetzt ist. Der Sprecher ist so beleuchtet, dass er auf dem Kopf und auf den Schultern am hellsten ist, während andere Teile des Körpers und des Gesichts

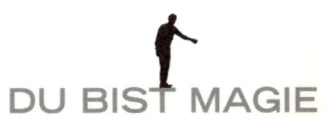

DU BIST MAGIE

leicht im Schatten liegen. Dadurch hebt er sich von dem Hintergrund besser ab und wirkt plastischer.

Philosophisch zusammengefasst, könnte man also sagen: Um eine gewisse Tiefe zu haben, sollte man ein wenig erleuchtet sein, braucht aber auch Schattenseiten.

⊙ GESCHMACKSZAUBER

Alles, was Sie für dieses Experiment benötigen, finden Sie in Ihrer Küche: zwei Gläser, Wasser und Zucker.

Füllen Sie beide Gläser mit klarem Leitungs- oder Mineralwasser. In eines rühren Sie so viele Löffel Zucker, bis sich nichts mehr auflöst. Nehmen Sie einen Schluck von dem klaren Wasser und testen Sie den Geschmack. Fällt Ihnen etwas auf? Wahrscheinlich nicht, vermutlich schmeckt es «wie Wasser».

Jetzt nehmen Sie einen großen Schluck von dem Zuckerwasser und behalten die Flüssigkeit für ungefähr eine Minute im Mund. Bewegen Sie das Wasser hin und her, wie bei einer Mundspülung, und mit der Zeit werden Sie es immer weniger süß empfinden. Anschließend spucken Sie es aus oder, wenn Sie unbedingt wollen, schlucken Sie es runter.

Nun kommt der magische Moment: Trinken Sie das klare Wasser und testen noch einmal dessen Geschmack. Es wird plötzlich auffällig salzig schmecken, obwohl Sie gar kein Salz hineingestreut haben.

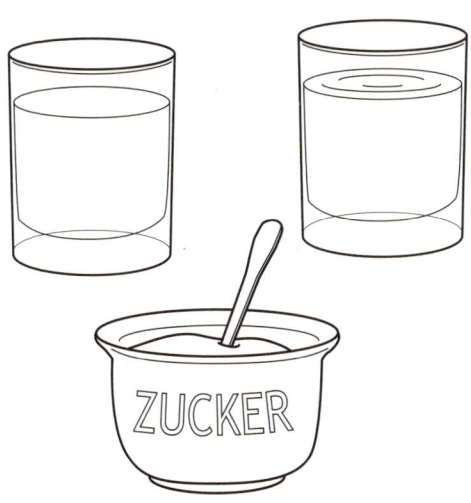

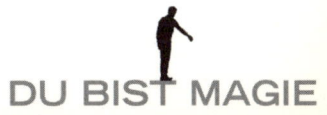

DU BIST MAGIE

Hinter den Kulissen

Um zu verstehen, was da eben geschehen ist, schauen wir uns erst mal an, wie wir Geschmäcker wahrnehmen.

In unserem Mundraum befinden sich verschiedene Geschmacksrezeptoren, der Großteil davon auf der Zunge. Wir haben Knospen für sechs verschiedene Grundgeschmäcker: süß, sauer, salzig, bitter, umami und fettig. Die Fettrezeptoren wurden übrigens erst 2005 entdeckt und sind noch nicht im Detail erforscht. «Umami» ist Japanisch und bedeutet übersetzt so viel wie «fleischig und herzhaft, wohlschmeckend». Besonders proteinreiche tierische und pflanzliche Nahrungsmittel wie Fleisch, Käse, Soja oder menschliche Muttermilch weisen diesen Geschmack auf. Verursacht wird er durch die enthaltene Glutaminsäure, die Ihnen in Form des Geschmacksverstärkers Glutamat bekannt sein dürfte. Die durchaus gesundheitlich bedenkliche Aminosäure ist in vielen Fertiggerichten enthalten, und auch der Chinese an der Ecke verleiht damit seinen Speisen gern eine Extraportion Geschmack.

Besonders sensibel sind die Rezeptoren, die auf Süßes, Umami, Bitteres und Saures reagieren. Diese Eigenschaft unseres Körpers ist sehr hilfreich, da wir über den Geschmack die Genießbarkeit und den Gehalt unserer Nahrung prüfen, bevor wir sie schlucken.

Süß schmeckende Lebensmittel enthalten viele Kohlenhydrate und sind damit eine wichtige Energiequelle für uns. Außerdem signalisiert Süße, dass die Nahrung unbedenklich ist, denn zumindest natürliche Gifte schmecken selten süß.

Bittere Geschmacksreize schützen uns vor dem Verzehr von Giftigem, wobei wir mit dem Erwachsenwerden giftige von ungiftigen Bitterstoffen unterscheiden lernen. So gehören Kaffee, Bier und dunkle Schokolade trotz des bitteren Geschmacks zu den Genussmitteln.

Wenn wir eine Speise als zu sauer empfinden, schützt uns das davor, Unreifes oder Verdorbenes zu essen.

Der salzige Geschmack spielt dagegen eine leicht untergeordnete Rolle. Dennoch ist es nötig, Salze herausschmecken zu können, da sie wichtig für unseren Mineralhaushalt und einige grundlegende Körperfunktionen sind.

Mit diesem Grundlagenwissen schauen wir uns nun noch einmal das Experiment an. Das pure Wasser enthält von Anfang an Salze, die wir nur deshalb nicht so deutlich herausschmecken, da die Reize anderer, leicht süßlicher Geschmacksstoffe überwiegen. Durch das Spülen mit dem extrem süßen Wasser gewöhnen sich unsere süßen Geschmacksknospen an den Reiz und nehmen die Süße weniger intensiv wahr. Sie erinnern sich: Während Sie das süße Wasser im Mund hatten, kam es Ihnen mit der Zeit immer weniger süß vor. Dieser Gewöhnungseffekt, auch Adaption genannt (siehe auch *Magnetische Würfel*, Seite 93), hielt an, selbst nachdem Sie das Wasser ausgespuckt hatten. Die Sinneszellen in Ihrem Mund für «süß» waren durch die andauernde starke Süße vorübergehend abgestumpft. Dadurch empfanden Sie beim zweiten Testen des klaren Wassers das darin enthaltene Salz intensiver als zuvor, da es nicht mehr von dem leicht süßlichen Geschmack überdeckt war, den das Wasser hatte.

Wie können Sie dieses Wissen jetzt für den Alltag nutzen?

Zum einen ist es nützlich, zu wissen, dass wir unterschiedliche Geschmacksknospen haben. Wir nehmen zwar alle Geschmäcker mit der gesamten Zunge wahr, allerdings je nach Bereich unterschiedlich intensiv.

Süßgeschmack wird auf der Zunge am stärksten an der Zungenspitze wahrgenommen. Das hat die Natur ganz schlau eingefädelt, denn dieser Teil der Zunge kommt nach unserer Geburt als Erstes mit der süßen Muttermilch in Berührung.

Saures und Salziges schmecken wir am intensivsten an den Zungenrändern, Bitteres im hinteren Zungenbereich, und die Umami-Rezeptoren sind besonders in der Zungenmitte vertreten. Wenn Sie also das nächste Mal eine bittere Pille schlucken müssen, dann sollten Sie diese nicht nach hinten in den

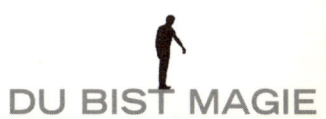

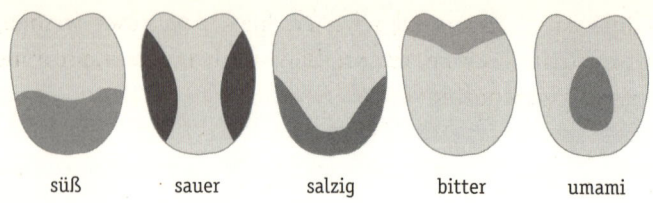

| süß | sauer | salzig | bitter | umami |

Mund legen, um sie schneller schlucken zu können, sondern auf die Zungenspitze, damit Sie die Bitterkeit weniger wahrnehmen.

Zum anderen können Sie die Gewöhnung an einen Geschmack nutzen, wenn Sie zum Beispiel verschiedene Wein-, Tee- oder Kaffeesorten vergleichen wollen. Spülen Sie mit der ersten Probe einige Sekunden Ihren Mund und spucken Sie sie wieder aus oder schlucken sie hinunter. Danach nehmen Sie einen Schluck des zweiten Getränks in den Mund. Durch die Gewöhnung werden Sie alle Geschmacksanteile, die mit der ersten Probe übereinstimmen, nicht mehr wahrnehmen, dafür die unterschiedlichen umso intensiver. Das macht es Ihnen leichter, zu vergleichen.

Geschmacksrezeptoren für Schärfe gibt es übrigens nicht. Wenn wir etwas als scharf einstufen, ist das in Wahrheit kein Geschmack, sondern ein Schmerzempfinden. So enthält Chili eine absolut geschmacklose Substanz namens Capsaicin, die die Wärmerezeptoren in unserem Mund reizt. Diese sind von Natur aus dazu da, uns durch Schmerz vor Speisen zu warnen, die über 43 Grad Celsius heiß sind. Als Reaktion auf scharfe Speisen schüttet unser Gehirn daher zur Schmerzlinderung Endorphine aus, sozusagen körpereigene Drogen. Das heißt, wenn wir extrem scharf gewürzte Speisen zu uns nehmen, sorgen wir für einen angenehmen Rauschzustand, auch «Pepper-High» genannt. Ob man durch übermäßigen Konsum scharfer Speisen abhängig wird, ist noch nicht erwiesen. Wenn Sie also jemanden legal dahin bringen wollen, dass er selig grinst, dann sollten Sie ihn zu einem mexikanischen Essen einladen.

Übrigens: Je heißer die scharfen Speisen gegessen werden, umso schärfer schmecken sie und umso mehr Endorphine werden ausgeschüttet.

DU BIST MAGIE

⬤ VERSTÄRKTE SCHWERKRAFT

Stellen Sie sich seitlich so an eine Wand, dass Ihre rechte Schulter und Ihr rechter Fuß diese berühren. Schulter und Fuß müssen dabei festen Kontakt mit der Wand haben.

Und jetzt versuchen Sie bitte den linken Fuß anzuheben. Es wird Ihnen entweder gar nicht oder nur für einen sehr kurzen Moment gelingen. Vielmehr fühlt es sich so an, als hätte sich die Erdanziehungskraft auf einmal verstärkt und würde Sie nach unten ziehen.

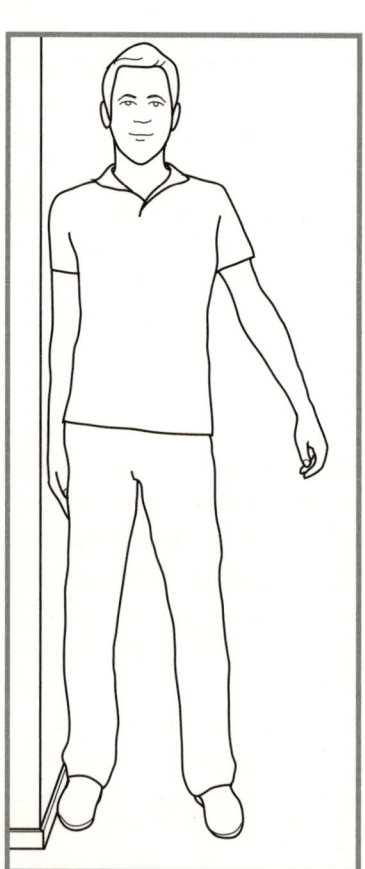

Hinter den Kulissen

Bei diesem Versuch spielt tatsächlich die Schwerkraft eine Rolle. Sie ist zwar nicht stärker geworden, aber durch Ihre Position so nah an der Wand können Sie ihr nicht entgegenwirken.

Aber der Reihe nach:

Da wir nur auf zwei Beinen durch die Welt gehen und zudem recht groß sind, ist unsere Fortbewegung im wahrsten Sinne des Wortes ein echter Balanceakt. Im Vergleich zu anderen Lebewesen, die auf vier Beinen oder Pfoten laufen, ist unsere Standfläche sehr klein. Zusätzlich schwankt unser schmaler, hoher Körper bei jedem Schritt und droht immer wieder aus dem Gleichgewicht zu geraten.

Dass wir trotzdem laufen, rennen und springen können, ohne umzukippen, und manche Menschen sogar über dünne Drahtseile gehen können, ohne herunterzufallen, zeigt, dass wir irgendeinen Mechanismus haben müssen, der uns in der Balance hält. Es handelt sich dabei um den sogenannten Gleichgewichtssinn, der sich mit der Evolution des aufrechten Ganges unserer Urahnen extrem weiterentwickelt hat.

Für die Steuerung des Gleichgewichts ist ein Teil des Kleinhirns verantwortlich, dem unter anderem der Vestibularapparat, der sich beidseitig in unserem Innenohr befindet, wichtige Daten über unsere Lage und Bewegung im Raum liefert.

In diesen Gleichgewichtsorganen befinden sich jeweils drei sogenannte «Bogengänge», miteinander verbundene, ringförmige Schläuche, die zusammen ein wenig wie eine dreidimensionale Brezel aussehen. Sie sind mit einer Flüssigkeit namens Endolymphe gefüllt. Sobald wir den Kopf drehen, wird sie in Bewegung gesetzt und streicht an den kleinen Sinneshärchen vorbei, die in die Bogengänge hineinragen. Ungefähr so, wie die Bewegung des Meeres Seegras hin und her wiegen lässt. Diese Stimulation signalisiert dem Kleinhirn, dass wir uns gerade drehen.

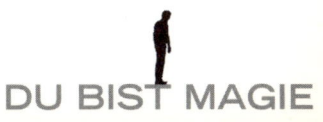

DU BIST MAGIE

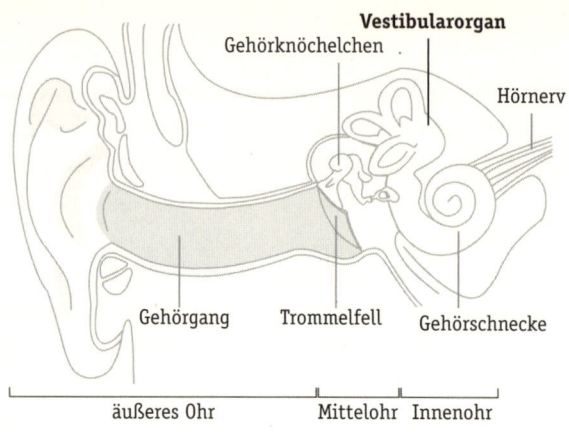

Vestibularorgan
Gehörknöchelchen
Hörnerv
Gehörgang   Trommelfell   Gehörschnecke
äußeres Ohr   Mittelohr   Innenohr

Dadurch, dass die Bogengänge in verschiedenen Winkeln angeordnet sind, können verschiedene Drehrichtungen erfasst werden. Drehen wir uns wie beim Walzer, wird die Flüssigkeit in dem fast waagerecht liegenden Bogengang in Rotation versetzt. Machen wir dagegen einen Purzelbaum, kreiselt die Flüssigkeit in dem nahezu senkrecht stehenden Gang. Und lassen wir uns abends mit dem Ohr voraus seitlich aufs Kopfkissen fallen, werden die Sinneshärchen in dem zur Seite stehenden Bogengang stimuliert.

Zur Steuerung des Gleichgewichts bezieht das Kleinhirn neben den Meldungen des Vestibularapparats auch andere Informationen mit ein: zum einen Details über unsere Position im Raum und unsere Umwelt, die unsere Augen liefern; zum anderen Daten von unseren Gelenken, Muskeln und Sehnen über deren Stellung, Kraftaufwand und Bewegung.

Aus dieser Datenflut berechnet unser eingebauter Hochleistungscomputer dann, ob wir im Gleichgewicht sind und wie wir unsere Körperhaltung oder einzelne Bewegungen anpassen müssen, um in der Balance zu bleiben oder sie wiederzuerlangen.

In manchen Situationen sind die Informationen, die Auge und Gleichgewichtsorgan liefern, widersprüchlich und irritieren unser Gehirn. Befinden wir uns etwa bei stärkerem Wellengang an Bord eines Schiffes, so melden die Augen: «Ich stehe hier ruhig an der Reling», während das Gleichgewichtsorgan sendet: «Hier schwankt alles.» Die Folgen sind oft Übelkeit und Kopfschmerzen. Um die Informationen wieder in Einklang zu bringen, reicht meist das Fixieren des Horizonts, denn dann melden auch die Augen: «Hier schwankt es.»

Doch zurück zu unserem Experiment, bei dem wir unseren Körper daran hindern, die Befehle des Kleinhirns auszuführen. Das hat nämlich Folgendes ausgerechnet: Wenn wir das linke Bein heben, müssen wir den Oberkörper nach rechts neigen, um im Gleichgewicht zu bleiben und nicht umzukippen. Durch die Position direkt an der Wand haben wir allerdings keinen Platz, um uns für die Ausgleichsbewegung zur Seite zu lehnen. Wir versuchen es zwar unbewusst, aber es geht einfach nicht. Sobald das Kleinhirn diese neue Information registriert, leitet es eine Gegenmaßnahme ein, die da lautet: «Sofort den linken Fuß zurück auf den Boden, sonst kippen wir um.»

Im Alltag steuert unser Gehirn ständig und unbewusst unser Gleichgewicht. Denken Sie bewusst darüber nach, wie Sie es anstellen, von einem Stuhl aufzustehen, ohne nach hinten umzukippen? Wahrscheinlich nicht.

Probieren Sie dazu Folgendes: Setzen Sie sich mit geradem Rücken hin, die Füße parallel auf den Boden, die Unterschenkel senkrecht. Somit sind Ihre Hüfte und Ihre Knie genau im rechten Winkel, wie in der nächsten Abbildung dargestellt.

Jetzt versuchen Sie aufzustehen, ohne sich dabei nach vorn zu lehnen, die Position der Füße zu verändern oder sich mit den Händen abzustützen. Es wird nicht funktionieren. Denn beim Aufstehen beugen wir uns immer entweder unbewusst nach vorn oder stellen mindestens einen Fuß näher an den Stuhl heran, um im Gleichgewicht zu bleiben.

Sie merken, wir haben alle serienmäßig ein echtes Luxus-Stabilisierungssystem eingebaut, das sehr zuverlässig und unauffällig im Hintergrund agiert.

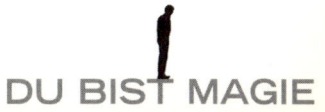

DU BIST MAGIE

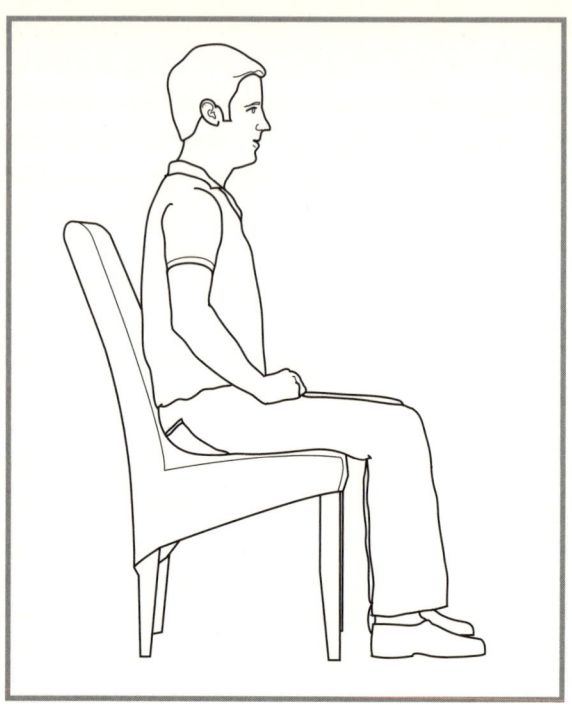

Unser Gleichgewichtssinn ist ein Leben lang gefordert und braucht diese Anregung auch. Amerikanische Wissenschaftler haben festgestellt, dass Babys, die regelmäßig geschaukelt und gedreht werden, früher lernen, zu sitzen und zu stehen. Auch von sich aus hat jedes Kind Spaß daran, zu schaukeln oder Karussell zu fahren.

Selbst wenn wir älter werden, geht uns die Lust am Drehen und Wippen nicht verloren. Sei es, dass wir tanzen oder auf der Kirmes Achterbahn fahren: Wenn die Flüssigkeit in den Bogengängen ordentlich kreiselt, haben wir Spaß.

Die Forscherin Nancy Watson hat herausgefunden, dass die Stimulation des Gleichgewichtsorgans im fortgeschrittenen Alter die Lebensqualität gravierend steigern kann. In ihrer Studie ließ sie Altenheimbewohner fast zwei Stunden täglich in Schaukelstühlen wippen, und die Ergebnisse waren sehr erstaunlich. Innerhalb von sechs Wochen Schaukelstuhltherapie gingen sowohl Depressionen als auch Angstattacken zurück, obendrein sank die Nachfrage nach Schmerzmitteln deutlich. Außerdem zeigte sich, dass die Probanden sich sicherer bewegen konnten, da sich ihr Gleichgewichtssinn durch das Schaukeln verbessert hatte.

Vielleicht habe ich Sie ja damit auf eine Geschenkidee gebracht, für ihre Eltern, Großeltern, Urgroßeltern oder gar Sie selbst.

DU BIST MAGIE

Kneifen Sie für dieses Experiment bitte das linke Auge zu oder decken Sie es mit der linken Hand ab, während Sie mit dem rechten Auge geradeaus schauen.

Legen Sie jetzt die Spitze Ihres rechten Zeigefingers auf Ihr rechtes Augenlid, und zwar ganz rechts außen im Augenwinkel. Das rechte Auge bleibt dabei geöffnet. Nun drücken Sie **vorsichtig** in schneller Folge mit dem Finger immer wieder leicht auf das Augenlid, und Sie werden feststellen: Die Erde scheint zu beben. Das Bild, das Sie sehen, wackelt erheblich.

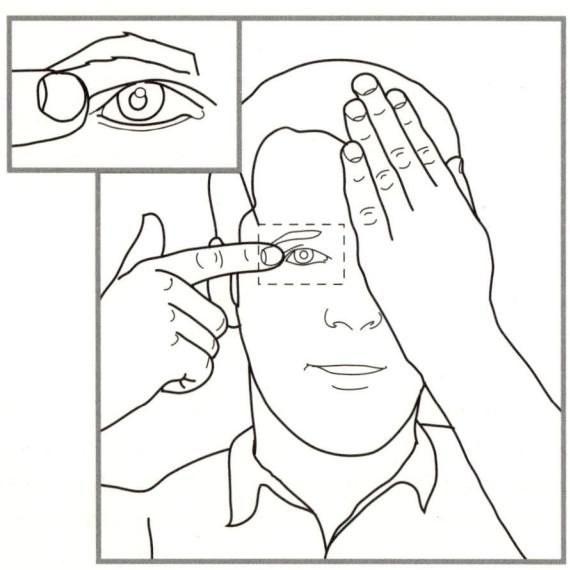

Hinter den Kulissen

Durch das wiederholte Drücken auf das Augenlid «wackeln» Sie an ihrem Augapfel, wodurch automatisch auch das wackelt, was Sie sehen. Dieser Seheindruck ist überraschend für uns, weil wir ihn gewöhnlich nicht zu sehen bekommen. Zum einen funktionieren die Muskeln und das Fettgewebe um unsere Augäpfel wie Stoßdämpfer und sorgen so für ein ruhiges Bild. Zum anderen rechnet unser Gehirn größere Erschütterungen, wie sie etwa beim Rennen oder Springen entstehen, aus den Daten heraus, die ihm unsere Augen liefern, damit der Seheindruck stabil bleibt und wir unsere Umgebung noch gut erkennen können.

Das Ganze funktioniert ähnlich wie die Steadyshot-Funktion bei einer Videokamera, die ein Verwackeln des Bildes verhindert. Dabei registrieren Bewegungssensoren Erschütterungen der Kamera, die dann durch eine entsprechende Gegenbewegung des Bildsensors oder durch die Einberechnung in die Bilddaten ausgeglichen wird.

Unser Gehirn bezieht für die Berechnung eines stabilen Seheindrucks Informationen ein, die unter anderem die Gleichgewichtsorgane im Innenohr liefern. Diese Vestibularorgane erfassen die Position und Bewegung unseres Kopfes. (Siehe auch *Verstärkte Schwerkraft*, Seite 110.)

Hinzu kommen Signale von den Rezeptoren in Gelenken, Muskeln und Sehnen, die weitergeben, in welcher Haltung oder Bewegung wir uns gerade befinden. Aus diesem Input berechnet unser Gehirn dann eine ausgleichende Augenbewegung, die für ein ruhiges Bild sorgt.

In unserem Experiment umgehen Sie diesen Prozess durch die direkte Erschütterung am Augapfel und sehen, vielleicht zum ersten Mal in Ihrem Leben, welche Bilder unser Auge ohne die Ausgleichsberechnungen des Gehirns liefern würde.

Versuchen Sie einmal Folgendes:

Halten Sie das Buch vor sich, schauen Sie darauf und bewegen Sie dabei den Kopf hin und her, als würden Sie ihn schütteln. Sie werden bemerken, dass Sie den Text trotz der Kopfbewegung noch gut lesen können. Ihre Steadyshot-Funktion ist also aktiv. Jetzt halten Sie den Kopf still und bewegen das Buch in derselben Geschwindigkeit hin und her, in der Sie eben

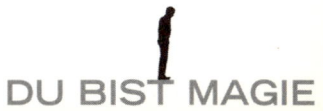

DU BIST MAGIE

den Kopf geschüttelt haben. Sie werden kein Wort mehr lesen können, da alles verschwimmt.

Bei der ersten Variante hat der sogenannte «vestibulookuläre Reflex» dafür gesorgt, dass Ihre Augen auf das Buch fixiert bleiben, auch wenn sich Ihr Kopf bewegt. Bei der zweiten Variante greift dieser Reflex nicht, da sich ja nur das Buch bewegt.

Dass dieser Vorgang automatisch abläuft, können Sie auch dadurch überprüfen, dass Sie den Test mit dem Buch noch einmal machen, aber diesmal nicht selbst den Kopf hin und her bewegen, während Sie das Buch stillhalten, sondern eine andere Person bitten, Ihren Kopf zwischen die Hände zu nehmen und ihn schnell hin und her zu drehen. Falls Sie es nicht ohnehin vorhatten: Bitten Sie Ihren Partner, dabei vorsichtig zu sein. Sie werden feststellen, dass Sie trotz der passiven Bewegung alles lesen können. Die Gleichgewichtsorgane in Ihrem Innenohr tun nämlich auch jetzt ihren Dienst.

Jetzt wird es unheimlich: Das Phänomen des «Magischen Erdbebens» ist auch eine der Ursachen für «Geistererscheinungen». Bevor Sie mich jetzt für verrückt erklären, folgt hier die ganze Geschichte:

Der Elektroingenieur Vic Tandy arbeitete in den 1990er Jahren für einen Hersteller von medizinischen Apparaten. Bevor er seinen Job antrat, hatte Vic Gerüchte darüber gehört, dass es in dem Labor, in dem er arbeiten sollte, angeblich spuke. Da in dem Raum ständig irgendwelche Prototypen zu Testzwecken liefen, die zischten und andere Geräusche von sich gaben, ging Vic davon aus, dass diese der Auslöser für die Geistergerüchte waren. Deshalb machte er sich auch keine weiteren Gedanken über übersinnliche Erscheinungen im Labor – bis zu dem Morgen, an dem er in den Raum kam und die Putzfrau ihm voller Panik entgegenlief. Nach ihren Angaben hatte sie «etwas» Unheimliches gesehen. Die Erklärung, dass eine der Maschinen sich im Probelauf bewegt hatte, schied aus, denn alle Geräte waren abgeschaltet. Vic Tandy hatte daher zwar keine Erklärung für die Reaktion der Putzfrau, dennoch glaubte er nicht an die Anwesenheit von Geistern.

In der nächsten Zeit häuften sich die merkwürdigen Vorfälle in dem Labor. So fühlten sich Vic und seine Kollegen manchmal überraschend niedergeschlagen, ihnen liefen kalte Schauer über den Rücken, und ein Kollege sprach mit Vic, weil er dachte, dass er neben ihm stehe, obwohl er sich am anderen Ende des Raumes befand. Das allgemeine Unbehagen stieg, aber die Ingenieure hatten so viel zu tun, dass sie keine Zeit fanden, um sich mit den Phänomenen näher zu beschäftigen.

Eines Abends arbeitete Vic Tandy noch allein im Labor, nachdem seine Kollegen schon nach Hause gegangen waren. Als er so an seinem Schreibtisch saß, fühlte er sich immer unwohler, kalter Schweiß lief ihm den Körper herunter, und ein seltsamer Druck lastete auf ihm. Auch die Laborkatze wurde unruhig, und Vic hatte das Gefühl, irgendwer oder irgendwas sei im Raum. Dabei war dies unmöglich, denn niemand konnte sich unbemerkt in das Labor geschlichen haben. Zunächst kontrollierte Vic die Gasflaschen, in der Annahme, dass eine nicht richtig abgedreht worden war und das ausströmende Gas die Ursache für sein Unwohlsein sei. Doch die Ventile waren alle fest zugedreht. Vic versuchte sich zu beruhigen, holte sich einen Kaffee und setzte sich wieder an seinen Schreibtisch.

Während er an seinen Aufzeichnungen arbeitete, hatte er das Gefühl, beobachtet zu werden. Plötzlich tauchte ein Wesen links von ihm auf, das er nur aus dem Augenwinkel wahrnahm – ein graues Etwas, das sich geräuschlos bewegte. Vic standen die Nackenhaare zu Berge, und das Labor war auf einmal von Kälte erfüllt. Kurz darauf nahm er all seinen Mut zusammen und drehte den Kopf, um das Wesen besser sehen zu können, und just in diesem Moment verschwand die Erscheinung. Der sonst so rational denkende Wissenschaftler war schockiert, denn er hatte keine Erklärung für das, was gerade passiert war.

Am nächsten Tag wollte Vic nach der Arbeit an einem Fechtturnier teilnehmen und nahm sein Florett mit ins Labor, um

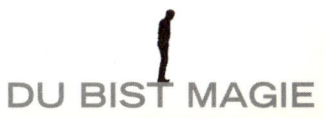

die Klinge zu wechseln, da er dort das nötige Werkzeug zur Verfügung hatte. Er spannte die neue Klinge in den Schraubstock und machte sich auf die Suche nach Öl, um den Florettgriff leichter anbringen zu können. Als er nach ein paar Minuten zurückkehrte, bemerkte er zu seiner Überraschung, dass das freie Ende der Klinge heftig vibrierte. Er musste an seine Erfahrungen in der letzten Nacht denken und fühlte sich sofort wieder unwohl.

Zumindest war eine vibrierende Klinge greifbar, im Gegensatz zum grauen Wesen. Vic suchte nach einer rationalen Erklärung, und als er den Schraubstock mit der eingespannten Klinge langsam über den Fußboden schob, konnte er feststellen, dass das Zittern in der Mitte des Labors am stärksten war und sich an den Enden des schlauchförmigen Raumes verlor. Dadurch kam der Forscher auf die Idee, der Raum könne niederfrequenten Schallwellen ausgesetzt sein, die für das menschliche Ohr nicht wahrnehmbar sind. Sein Verdacht bestätigte sich, als der Teamleiter ihm erzählte, dass erst kürzlich ein neuer Ventilator im Abluftsystem am Ende des Raumes installiert worden sei. Sie schalteten den Ventilator ab, und die Klinge hörte sofort auf zu vibrieren.

Es war also tatsächlich Infraschall für die vermeintlichen Geister verantwortlich, also Schallwellen, die einen so tiefen Ton haben, dass wir ihn nicht hören können. In der Natur entstehen solche Schwingungen zum Beispiel durch hohen Seegang, bei Erdbeben oder Vulkanausbrüchen – oder aber bei Atombombenexplosionen. Deshalb sorgt auch ein über die Welt verteiltes Netzwerk von 60 Infraschall-Messstationen im Rahmen des Kernwaffenteststopp-Vertrags (Comprehensive Nuclear-Test-Ban Treaty, CTBT) dafür, dass heimliche Nukleartests nicht unentdeckt bleiben. In Deutschland gibt es eine solche Infraschallstation übrigens im Bayerischen Wald.

Im Gegensatz zu uns Menschen können einige Tiere, unter anderem Wale, Tintenfische, Tiger, Elefanten, Perlhühner und

Nashörner, diese tiefen Töne wahrnehmen, da sie in diesen Frequenzen miteinander kommunizieren. Der Vorteil der Methode liegt in der großen Entfernung, über die in dieser Wellenlänge Signale ausgetauscht werden können.

Bleibt die Frage offen, ob die Infraschallwellen, die das Florett im Labor zum Schwingen gebracht haben, auch die Ursache für den Spuk in der Nacht zuvor waren.

Vic stieß bei seinen Recherchen auf eine Studie der NASA aus den 1960er Jahren. Darin wurde untersucht, wie der von Raketentriebwerken ausgehende hochenergetische Infraschall sich während des Starts auf die Astronauten auswirken könnte. Es zeigte sich, dass er den Brustkorb in Schwingungen versetzt, was unter Umständen die Atmung beeinträchtigt und Schluckauf, Kopfschmerzen oder Husten hervorruft. Außerdem fand man heraus, dass bestimmte Frequenzen auch die Augäpfel vibrieren lassen, was zu Sehstörungen führt. Damit hatte Vic die Bestätigung: Der unhörbare Infraschall, den der Ventilator im Labor erzeugt hatte, war sowohl für sein Unwohlsein als auch das schemenhafte Wesen verantwortlich. Die extrem tiefen Schallwellen hatten seine Augäpfel so vibrieren lassen, dass Sehstörungen entstanden waren, die zu dem Geisterbild geführt hatten.

Hätten Sie gedacht, dass wir serienmäßig eine Geisterbahn in uns tragen, die durch ein paar Schallwellen aktiviert werden kann?

Um Infraschall zu erzeugen, braucht es übrigens noch nicht einmal unbedingt einen Ventilator oder andere Technik. Manchmal reichen schon ein entsprechend geformter Raum oder Gang und ein offenes Fenster aus, an dem Wind vorbeiströmt, um die niederfrequenten Wellen hervorzurufen, die unsere Augäpfel vibrieren lassen.

Wahrscheinlich haben Sie schon mal einen Ton erklingen lassen, indem Sie schräg über die Öffnung einer leeren (Bier-)-Flasche gepustet haben. Das Prinzip ist ähnlich: Anstelle Ihres

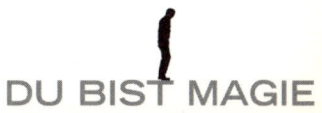

Atems strömt der Wind, die Funktion der Flaschenöffnung übernimmt das offene Fenster, und dem Hohlraum der Flasche entspricht das Zimmer oder der Gang. Passen zufällig alle Elemente zusammen, dann entstehen Töne, die weit unter dem tiefsten Ton liegen, den Sie beim Pusten in eine Flasche erzeugen können – Infraschall eben.

Zu finden sind diese perfekten Voraussetzungen für vermeintliche Geistererscheinungen vor allem in alten Burgen, Schlössern und Herrenhäusern. Vielleicht ist das auch der Grund, warum es so viele Geschichten über Spukschlösser gibt.

⬤ GEISTERZITRONE

Unten sehen Sie eine ganz besondere Abbildung einer Zitrone. Sie hat nämlich die Eigenschaft, bei Ihnen das Gefühl zu hinterlassen, als könnten Sie die Frucht wie eine echte Zitrone essen.

Stellen Sie sich vor, Sie nehmen diese reife, leuchtend gelbe Zitrone in die Hand und spüren die griffige Oberfläche unter Ihren Fingern. Sie riechen an der Schale und nehmen den typischen, frischen, säuerlichen Geruch wahr. Jetzt zerschneiden Sie die saftige Zitrone mit einem Messer in zwei Hälften. Noch während die Klinge erst durch die feste Schale und dann durch das weiche gelbe Fruchtfleisch gleitet, quellen bereits ein paar Tropfen des Saftes heraus.

Wenn Sie nun an einer der Hälften riechen, dann haben Sie den sauren Geruch viel deutlicher als zuvor in der Nase. Teilen Sie die Hälften noch einmal und beißen Sie in eine der Zitronenspalten. Ihre Zähne graben sich in die extrem saure Frucht. Immer tiefer beißen Sie in das saure gelbe Fleisch, woraufhin sich der Zitronensaft in Ihrem Mund verteilt. Sie spüren die Säure auf der Zunge, vielleicht zunächst nur ganz leicht,

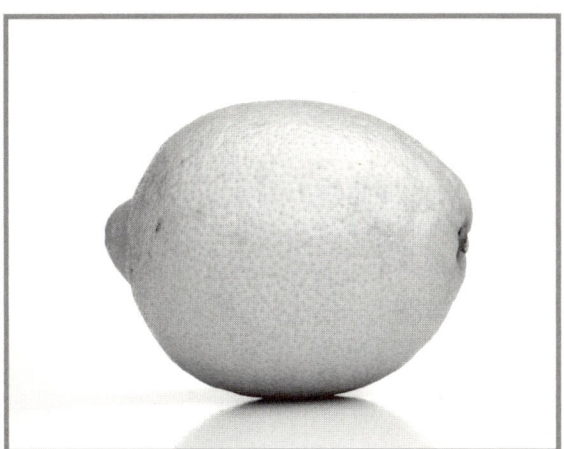

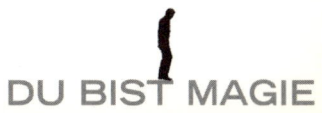

DU BIST MAGIE

vielleicht schon sehr intensiv. Je mehr Sie versuchen, es zu verhindern, umso deutlicher schmecken Sie die Zitronensäure. Den Saft eines anderen Zitronenstücks träufeln Sie sich direkt in den Mund – genau jetzt. Immer mehr und mehr. Mit jedem Tropfen wird der saure Geschmack für Sie intensiver und deutlicher, und das Wasser läuft Ihnen im Mund zusammen.

Hinter den Kulissen

Und, wie gut hat es bei Ihnen funktioniert?

Dass es solch eine «Geisterzitrone» nicht wirklich gibt, haben Sie sich sicherlich schon gedacht. Aber wieso hatten Sie dann das Gefühl, als hätten Sie tatsächlich ein Stück Zitrone gegessen?

Es handelt sich dabei um eine Suggestion, bei der ich Ihre Empfindungen durch die blumige Beschreibung manipuliert habe. Das Besondere dabei ist, dass ich vor allem Ihren Geschmacks- und Geruchssinn angesprochen habe, da wir Geschmäcker und Gerüche, die wir uns vorstellen, realistischer wahrnehmen als Bilder oder Klänge.

Wenn ich Sie bitte, sich einen Elefanten oder die Töne einer Geige vorzustellen, werden Sie das mehr oder weniger gut hinbekommen. Sie werden jedoch nie das Gefühl haben, dass der Elefant wirklich da ist oder Geigenmusik in der Luft liegt.

Bei Geschmäckern und Gerüchen ist das anders, hier reicht die eigene Vorstellungskraft aus, um die Sinneseindrücke als realistisch zu empfinden. Unser Experiment funktioniert übrigens nur, wenn Sie in Ihrem Leben schon mal eine Zitrone gesehen, gerochen und probiert haben. Nur dann haben Sie nämlich die vielfältigen Sinneseindrücke in Ihrem Gehirn abgespeichert und können sie jederzeit abrufen.

Die große Bedeutung von Gerüchen erklärt der Hirnforscher Hans-Joachim Markowitsch so: «Unser Gedächtnis hat sich wesentlich in jenen Regionen des Gehirns entwickelt, die ursprünglich für die Geruchsverarbeitung zuständig waren. Für das Überleben der Art, ob Tier oder Mensch, ist das Geruchsgedächtnis entscheidend, zum Beispiel, wenn es darum geht, giftige Pflanzen von bekömmlichen zu unterscheiden.»

Noch intensiver sind der saure Geschmack im Mund und der Speichelfluss übrigens dann, wenn wir uns den Biss in die Zitrone nicht nur vorstellen, sondern einen anderen Menschen dabei beobachten. Sie können es ja mal ausprobieren: Laufen Sie beim nächsten Straßenumzug neben einer Blaskapelle her und beißen Sie dabei genüsslich in eine saftige Zitrone. Den Trompetern, Posaunisten und Tubaspielern wird es schwerfallen, weiterzuspielen. Neben der Zitrone sollten Sie bei diesem Einsatz allerdings auch an ein paar gute Laufschuhe denken, damit Sie sich aus dem Staub machen können, wenn die Musiker nicht nur einen sauren Geschmack im Mund haben, sondern komplett sauer werden.

Mit einem anderen Experiment zum Thema «Geruchs- und Geschmackserinnerungen» können Sie bei langweiligen Familientreffen für Stimmung sorgen. Nehmen Sie einfach beim Kaffeetrinken das Kännchen mit der frischen Milch und riechen daran. Dann rümpfen Sie angewidert die Nase und sagen in entsprechendem Tonfall so etwas wie: «Bäh, die ist sauer. Riech du mal», und reichen das Kännchen an Ihren Nachbarn weiter. Wenn Sie Ihre Sache gut gemacht haben, wird dieser die Milch ebenfalls als verdorben einstufen. Wenn nicht, lassen Sie jeden mal an der Kaffeetafel daran riechen, und Sie werden feststellen, einige der Anwesenden werden Ihnen beipflichten. Wenn Sie besonders fies sein wollen, dann machen Sie diese Aktion, nachdem einige andere am Tisch sich bereits Milch in den Kaffee getan haben. Denn die werden panisch nach frischen Tassen verlangen.

Das alles funktioniert ebenfalls nach dem Zitronenprinzip. Fast jeder von uns hat schon mal verdorbene Milch gerochen oder sogar versehentlich getrunken. Durch Ihre gespielte Reaktion werden bei den Anwesenden prompt die Erinnerungen

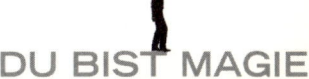

DU BIST MAGIE

abgerufen und sind dann so real, dass sie den frischen Geruch der Kaffeesahne überdecken.

Um dahinterzukommen, wie wir uns Gerüche merken, machte das Team um den Neurologen Jay Gottfried vom University College in London folgendes Experiment: Mehrere Testpersonen wurden zunächst einem angenehmen Duft wie Rosenwasser ausgesetzt und mussten wenige Sekunden später ein Bild betrachten, beispielsweise einen Helm. Ihre Aufgabe bestand nun darin, sich eine kleine Geschichte auszudenken, die den Rosenduft und das Bild kreativ miteinander verknüpfte. Ein Teilnehmer stellte sich daraufhin vor, wie er beim Rugbyspielen im Garten mit einem Helm auf dem Kopf in einen Rosenbusch fiel.

Danach kamen der nächste Geruch und ein neues Bild, und die Probanden sollten eine neue Kurzgeschichte erfinden. In dieser Phase des Versuchs ging es darum, bewusst Erinnerungen herzustellen. Nach einer Lernphase mit rund 130 verschiedenen Bildern und neun wechselnden Gerüchen begann dann der eigentliche Gedächtnistest. Dazu zeigten die Forscher den Probanden die Bilder noch einmal, diesmal aber ohne Geruch und im Wechsel mit unbekannten Bildern, und maßen währenddessen die Aktivität in verschiedenen Bereichen des Gehirns.

Die Wissenschaftler fanden heraus, dass beim Betrachten der bekannten Fotos unter anderem jene Hirnregionen aktiv waren, die Gerüche verarbeiten. Die neuen, unbekannten Bilder hatten diesen Effekt dagegen nicht. Die Bilder vom Beginn des Experiments verknüpften die Testpersonen also tatsächlich mit den gleichzeitig wahrgenommenen Gerüchen, auch wenn es keinen direkten, logischen Zusammenhang gab.

Dieses Ergebnis bestätigt die aktuellen Gedächtnistheorien. Erlebtes, also der Geruch einer Rose, das Bild eines Helms und das Rascheln des Rosenstrauchs, wird nach dem aktuellen Stand der Wissenschaft nicht als Summe an Eindrücken abgespeichert, sondern in getrennten Einheiten. Unser Gehirn fragt schon beim Anblick des Helms automatisch in den verschiedenen sensorischen Hirnzentren ab, ob es zu dem Bild vorhandene Szenen gibt und welche Sinne dabei beteiligt waren. Diese bereits existierenden «Gedächtnisakten» werden durch die neuen Sinneseindrücke ergänzt und mit Querverweisen versehen. Beim Erinnern werden die Fragmente wieder gesucht und zu einem Gesamtbild zusammengesetzt.

Warum betreibt unser Hirn diesen Aufwand und hat ein so kompliziertes Ablagesystem? «Der Mechanismus erlaubt dem Menschen mehr Flexibilität beim Abrufen episodischer Erinnerungen», glaubt Jay Gottfried. Einmal Erlebtes könne darüber hinaus ständig durch weitere Erfahrungen erweitert und verändert werden. Der Trick unseres Hirns scheint dabei darin zu bestehen, dass wir uns aufgrund winziger vertrauter Elemente an ganze Erlebnisse erinnern können. Wahrscheinlich war dieses System für unsere Vorfahren überlebenswichtig. Der typische Geruch eines Löwen, den der Wind herüberwehte, reichte vielleicht schon aus, um bei den Steinzeitmenschen die Erinnerung an eine vorangegangene, unangenehme Begegnung mit dem Raubtier ins Gedächtnis zu rufen. Dadurch konnten unsere Urahnen sich rechtzeitig auf einen drohenden Angriff vorbereiten und nahmen den Löwen nicht erst wahr, wenn er ihnen gegenüberstand.

Dass Gerüche Erinnerungen hervorrufen, und zwar intensiver als Bilder, kennen Sie bestimmt aus eigener Erfahrung. Vielleicht gibt es ein bestimmtes Parfum, das Sie an einen besonderen Menschen erinnert, oder der Geruch einer Speise weckt Erinnerungen an Ihre Kindheit. Vielleicht schwelgen Sie auch in Urlaubserinnerungen, wenn Sie eine tropische Frucht riechen, die Sie dort das erste Mal gegessen haben.

Forscher gehen davon aus, dass Erinnerungen, die an einen Geruch gebunden sind, am längsten gespeichert werden. Menschen, die aufgrund einer Schädigung des Gehirns unter einer Amnesie leiden, die mehrere Jahre zurückreicht, können

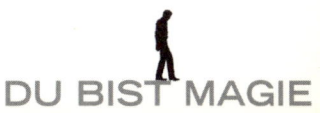

DU BIST MAGIE

sich beispielsweise trotzdem an Gerüche aus ihrer Kindheit erinnern.

Die Kraft von Gerüchen wird übrigens auch zur Verkaufsförderung eingesetzt, etwa sollen geschickt eingesetzte Raumdüfte den Umsatz steigern. Ein Hauch von Piña Colada soll schon im Reisebüro für Urlaubsstimmung sorgen, Gebrauchtwagenhändler versprühen zur Kaufanregung Neuwagenduft in alten Autos, und in Geschäften mit luftdicht verpackten Pralinen sorgt künstliches Schokoladenaroma für Appetit auf süße Naschereien.

Ich frage mich gerade, ob Sie der Geruch dieses Buches an etwas erinnert. Wenn ja, dann hoffentlich an etwas Gutes.

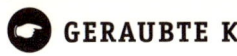
Nehmen Sie ein Streichholz wie in der linken Zeichnung zwischen Daumen, Zeige- und Mittelfinger.

Schaffen Sie es, das Hölzchen allein durch Druck mit dem Daumen zu zerbrechen?

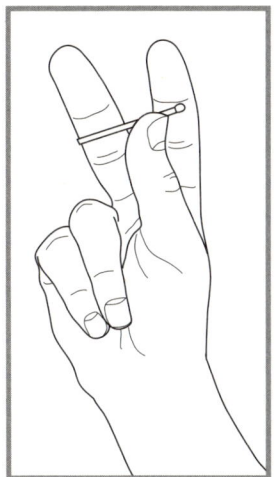 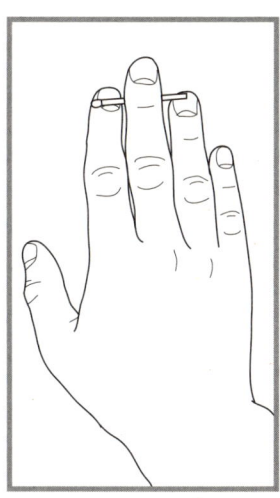

Sehr wahrscheinlich wird es Ihnen gelingen.

Jetzt versuchen Sie es bitte mit der rechten Fingerhaltung. Alle Finger müssen dabei gestreckt bleiben, und das Streichholz sollte ganz vorn an den Fingerspitzen liegen.

Sosehr Sie sich auch bemühen: Was eben noch so leicht ging, ist nun unmöglich. Sie werden es nicht schaffen, das dünne Hölzchen mit dem Mittelfinger zu zerbrechen.

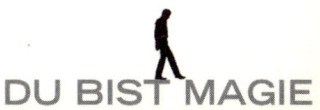

DU BIST MAGIE

Hinter den Kulissen

Für die Erklärung schauen wir uns zunächst den Aufbau unserer Hände etwas genauer an:

Wenn es in einem Wettbewerb um den stärksten Finger ginge, würde der Daumen sicher den ersten Platz gewinnen. Dieses Attribut trägt er schon im Namen, denn das Wort «Daumen» stammt vom westgermanischen Wort «thuman» ab, was wörtlich übersetzt «besonders starker, kräftiger Finger» bedeutet. Er wird durch mehr Muskeln als die anderen Finger bewegt, und auch die Hirnareale, die für die Motorik und Sensibilität des Daumens zuständig sind, sind stärker entwickelt. Dabei befindet sich nur ein Teil der Daumenmuskeln in der Hand, während die anderen am Unterarm liegen und durch Sehnen mit dem Daumen verbunden sind. Das Prinzip der Kraftübertragung funktioniert ähnlich wie der Bremszug beim Fahrrad. Die eigentliche Kraft wenden Sie dabei auf den Hebel am Lenker an, wodurch ein Stahlkabel, genauso wie die Sehne im Arm, gespannt wird. Das Kabel beziehungsweise die Sehne überträgt dann die Kraft auf die Bremsklötze oder den Daumen.

Um den Verlauf der Sehnen vom Unterarm zum Daumen bewusst zu spüren, eignet sich das folgende Experiment:

Klappen Sie den Daumen Ihrer rechten Hand auf die Handfläche derselben und berühren Sie mit den ausgestreckten Fingern der rechten Hand Ihre rechte Schulter, wobei der Ellbogen zur Seite zeigt. Die Abbildung auf der nächsten Seite hilft Ihnen, diese Haltung einzunehmen.

Wenn Sie den Daumen wieder in die neutrale Stellung klappen, wird Ihnen das leichtfallen. Versuchen Sie jedoch, ihn wieder auf die Handfläche zu bringen, ohne die anderen Finger von der Schulter zu nehmen, werden Sie Schwierigkeiten dabei haben und ein unangenehmes Gefühl im Handgelenk spüren. Das liegt daran, dass durch das abgeknickte Handgelenk die Sehnen, die von den Muskeln am Unterarm zum Daumen ver-

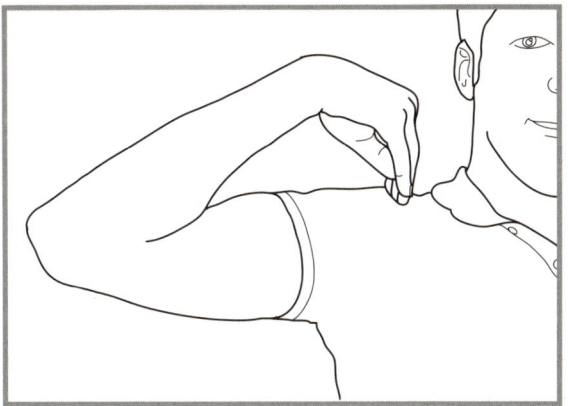

laufen, behindert werden. Das ist genauso, als würden Sie beim Bremszug am Fahrrad den dünnen Schlauch abknicken, durch den das Zugkabel läuft. Das Bremsen wäre nun deutlich schwerer, da das Stahlseil sich nicht mehr frei bewegen kann.

Der Daumen ist entscheidend bei vielen Vorgängen, die wir mit den Händen ausführen, wie Schreiben, Essen, Bedienen von Maschinen, Händeschütteln, Faden-in-Nadeln-Einfädeln. Beim Zugreifen ist er der Gegenspieler der übrigen Finger, und ohne ihn könnten wir nichts umfassen und festhalten.

Die anderen Finger sind zwar weitaus schwächer als der Daumen, dafür aber extrem beweglich. In der Evolution haben sich also die flexiblen gegen die starken Finger durchgesetzt. Zum einen sind sie so beweglich, da sie aus drei Gliedern bestehen, während der Daumen nur zwei hat. Zum anderen befindet sich kein einziger Muskel in ihnen, da sie sonst dick und starr wären. Die Muskeln, die wir brauchen, um die Finger zu bewegen, befinden sich alle in der Hand oder am Unterarm und sind wie beim Daumen durch Sehnen mit den Fingergliedern verbunden.

Die Natur hat die Muskeln im Grunde platzsparend positioniert. Die Kraft wird elegant durch eine Art Seilzug per Hebel-

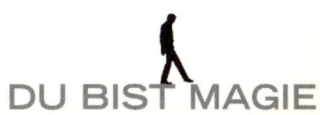

DU BIST MAGIE

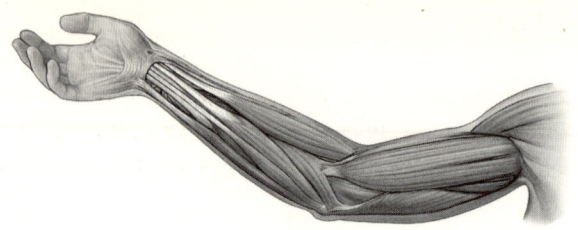

wirkung übertragen. Bei den Fingern funktioniert die Bewegung ähnlich wie bei einer Pinzette, die man ganz hinten zusammendrückt: Aus einer kleinen Bewegung an dem Ende, das man zusammenpresst, wird eine größere am anderen Ende, mit dem man etwas umfasst.

Allerdings geht dabei, wie auch bei unseren Fingern, Kraft verloren. Je näher Sie in dem Experiment das Streichholz an den Fingerspitzen positionieren, umso weniger Kraft wirkt auf das Holz. Schieben Sie das Zündholz dagegen ganz bis an die Fingerwurzeln, dort, wo die Kraft ansetzt, können Sie es leicht zerbrechen.

Zum Abschluss verrate ich Ihnen noch einen Trick, wie Sie das Streichholz zerbrechen können, obwohl es an den Fingerspitzen liegt, und zwar, ohne die andere Hand zu Hilfe zu nehmen. Dazu müssen Sie einfach nur fest mit der flachen Hand samt Streichholz auf den Tisch schlagen, und schon zerbricht durch den starken Impuls das Hölzchen.

⬤ PHANTOMWORT

Bitte schauen Sie sich die folgende Liste an und lesen Sie die einzelnen Wörter einmal laut vor. Lesen Sie jedes Wort wirklich nur ein einziges Mal.

- Bett
- aufwecken
- schnarchen
- ausruhen
- Nickerchen
- Erholung
- wach
- Bettdecke
- Ruhe
- dösen
- müde
- gähnen
- träumen
- schlummern
- entspannen

Jetzt schließen Sie bitte das Buch für eine Minute und schlagen dann die folgende Seite auf.

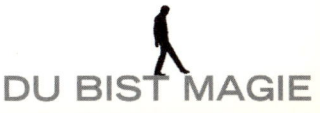

Welche der folgenden Wörter standen auf der Liste, die Sie vorhin einmal laut gelesen haben? Bitte kreuzen Sie die entsprechenden Begriffe aus dem Gedächtnis an.

| Bett |
| Stress |
| Stuhl |
| rennen |
| schlafen |
| singen |
| Tisch |
| Erholung |
| Urlaub |
| atmen |
| Puls |
| schnarchen |

Sie waren sich bestimmt nicht bei allen Wörtern sicher, aber ich habe das starke Gefühl, dass Sie ein Kreuz bei dem Wort «schlafen» gemacht haben.

Sind Sie nun beeindruckt von meinen hellseherischen Fähigkeiten?

Was Sie sehr wahrscheinlich erstaunen wird: Das Wort «schlafen» steht gar nicht auf der ersten Liste. Es ist vielmehr ein Phantomwort, das sich in Ihrem Unterbewusstsein gebildet hat.

Hinter den Kulissen

Was Sie gerade erlebt haben, zeigt, dass wir Erinnerungen nicht nur ungewollt vergessen, sondern auch unbewusst erfinden. Das Experiment, das Sie soeben gemacht haben, war Bestandteil einer Studie. Dabei war zu beobachten, dass ein Großteil der Probanden sich ganz sicher war, das Phantomwort zuvor in der Liste gesehen zu haben. Sie hatten also nicht das Gefühl, das Wort geraten zu haben, sondern die Gewissheit, es gelesen zu haben. Hinzu kommt, dass sich die Probanden bei einem Nachtest zwei Tage später besser an die vermeintlich gelesenen Wörter erinnern konnten als an die tatsächlich aufgelisteten.

Die genauen Ursachen für dieses Phänomen sind noch nicht erforscht, doch offensichtlich ist die Ähnlichkeit der aufgelisteten Wörter zu dem Phantomwort entscheidend. Eine Erklärung könnte sein, dass wir Informationen assoziiert abspeichern. Unsere Erinnerungen und Erfahrungen sind sozusagen in einem Netzwerk abgelegt und miteinander verbunden. Wenn wir uns nun an eine Sache oder ein Wort erinnern, aktivieren wir automatisch auch die damit verbundenen Assoziationen, weshalb das umliegende Netzwerk mit angesprochen wird.

SCHLUMMERN

NICKERCHEN   TRÄUMEN

BETT   SCHLAFEN

DÖSEN

AUSRUHEN

SCHNARCHEN

Da alle Begriffe auf der ersten Liste eng miteinander verknüpft sind – sie haben alle mit dem Thema «Schlafen» zu tun –, lösen sie beim Gedanken an die Liste eine ganze Flut an

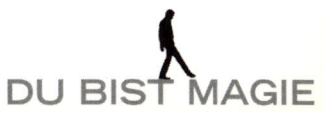

DU BIST MAGIE

Assoziationen aus. Das heißt, die ganze «Nachbarschaft» des Wortes «schlafen» wird aktiviert.

Dabei wird automatisch auch das Wort «schlafen» wachgerüttelt, obwohl es gar nicht zu den Erinnerungen gehört. Deshalb sind wir danach auch felsenfest davon überzeugt, dieses Wort gelesen zu haben.

Die Lernforscher Kathleen McDermott und Henry L. Roediger III gehen davon aus, dass es sich dabei nicht etwa um eine Störung unseres Gehirns handelt, sondern um das Ergebnis eines gesunden, sinnvollen Erinnerungsvermögens. Durch die schematisierte Art der Erinnerungen sparen wir Kapazitäten ein, denn wir müssen uns nicht alle Details merken, sondern schließen die Erinnerungslücken durch Assoziationen mit unseren Erfahrungen, die aus demselben Themengebiet stammen. Damit reicht sozusagen ein Zündfunke, um ein ganzes Feuerwerk von Erinnerungen auszulösen – und manchmal kommt es eben auch zu Fehlzündungen.

Die Psychologen Susann Copeland, Dr. James Lampinen und Professor Jeffrey Scott Neuschatz haben zu diesem Phänomen eine interessante Studie durchgeführt. Dabei untersuchten sie das Auftreten von falschen Erinnerungen in Bezug auf ein sogenanntes «Raumschema». Betrachtet man spezielle Räume, wie das Behandlungszimmer eines Arztes, ein Klassenzimmer, einen Fitnessraum oder das Dienstzimmer eines Professors, so gibt es darin jeweils Gegenstände, die ein jeder hier erwartet, zum Beispiel eine Schultafel in einem Klassenzimmer. Andere Dinge passen dagegen nicht ins jeweilige Raumschema, wie etwa eine Mundharmonika in einem Fitnessraum.

Die Psychologen interessierte nun, ob der Aufenthalt in einem dieser Räume dazu führt, dass man sich fälschlicherweise an nicht vorhandene Dinge erinnert, die dort sonst üblicherweise vorhanden sind, wie Hanteln in einem Fitnessraum. Auch wollten sie herausfinden, ob tatsächlich da gewesene Gegenstände als nicht vorhanden erinnert werden, da sie nicht in das jeweilige Raumschema passen, etwa ein Overheadprojektor, den man nicht im Behandlungszimmer eines Arztes erwarten würde.

Für ihre Studie statteten die Experten ein Arbeitszimmer an ihrem Institut mit zehn typischen Objekten aus, darunter Laptop, Heftmaschine und Lehrbücher. Dazu kamen noch zehn untypische Gegenstände, wie Zahnbürste, Spielzeugauto und Zigarrenschachtel. Sie baten die Versuchspersonen in den Raum, forderten sie auf, Platz zu nehmen, und ließen sie für eine Minute allein. Erst danach teilten sie ihnen in einem anderen Raum mit, dass es sich um einen Gedächtnistest handele, und zeigten ihnen 40 Objekte. Darunter auch die zehn typischen und die zehn untypischen Gegenstände, die sich tatsächlich in dem Testraum befanden. Die Psychologen ergänzten die Auswahl um 20 Dinge, die zwar nicht im Raum waren, zum Teil aber thematisch hineingepasst hätten, und baten die Teilnehmer, zu notieren, welche der Gegenstände sie zuvor nebenan gesehen hatten. In 51 Prozent der Fälle meinten sich die Probanden an Gegenstände zu erinnern, die gar nicht im Raum waren, dort aber thematisch hineingepasst hätten. Dabei spielte es keine Rolle, ob die Forscher den Versuchspersonen schon zu Beginn des Tests gesagt hatten, dass Sie sich alle Gegenstände im Raum merken sollten, oder erst nach Verlassen des präparierten Arbeitszimmers. Noch extremer war das Ergebnis, als sie die Testpersonen nicht direkt befragten, sondern erst 48 Stunden später. Die falschen Erinnerungen waren diesmal fast doppelt so hoch.

Damit scheint bewiesen zu sein, dass wir uns an komplexe Zusammenhänge eher schematisch, assoziativ erinnern und unsere Erfahrung unbewusst nutzen, um Gedächtnislücken zu schließen – und genau das begünstigt falsche Erinnerungen. Die so generierten Gedanken haben obendrein offenbar einen höheren Stellenwert als die tatsächlich vorhandenen Dinge, denn die Versuchspersonen waren sich sicher, die Gegenstände in dem Raum gesehen zu haben, obwohl es falsche, rein assoziierte Erinnerungen waren.

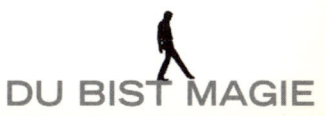

DU BIST MAGIE

Dieses Wissen lässt sich nutzen, um andere zu beeinflussen. Sie können beispielsweise jemanden fragen: «Möchten Sie noch bleiben oder ...» Da Sie nach dem «oder» die Alternative nicht nennen, ergänzt die angesprochene Person den Satz assoziativ mit: «Wollen Sie gehen?» Dadurch, dass Ihr Gesprächspartner diesen Gedanken selbst entwickelt hat, nimmt er ihn als stärker und wichtiger wahr als den Anfang des Satzes, den Sie ihm «von außen» zugeführt haben. Daher wird er mit hoher Wahrscheinlichkeit antworten: «Ich gehe lieber.» Hätten Sie den Satz selbst vervollständigt, wäre diese Wirkung ausgeblieben.

Auf ähnliche Weise funktioniert auch Werbung, bei der uns nur selten offen gesagt wird, dass wir ein bestimmtes Produkt kaufen sollen. Vielmehr assoziieren wir, dass wir schöner, begehrenswerter, gesünder, sportlicher oder hipper sind, wenn wir die beworbenen Dinge kaufen. Zum Beispiel sehen wir in einem Spot, wie eine junge, sportliche Frau im Badeanzug und ein Mann mit definiertem Oberkörper, nur mit Shorts bekleidet, am Ufer eines Sees zum Frühstück eine bestimmte Margarine essen. Daraus ziehen wir unbewusst den Schluss: Wer diese Margarine isst, hat einen sportlichen Körper, ist attraktiv und genießt das Leben. Also werde ich auch sportlicher, schöner und genussvoller, wenn ich genau diesen Brotaufstrich esse.

Solche unbewussten Assoziationen haben eine viel stärkere Wirkung als die direkte Aufforderung, das Produkt zu kaufen. Da diese Gedanken von uns selbst stammen, nehmen wir sie wichtiger als etwas, das von außen kommt.

Selbst bei Erinnerungen an Erlebnisse aus unserem eigenen Leben lassen wir uns überraschend leicht beeinflussen. Es ist tatsächlich möglich, dass jemand uns ein Kindheitserlebnis unterjubelt, das frei erfunden ist, und wir trotzdem felsenfest glauben, dass wir es genau so erlebt haben. So lautet jedenfalls das Ergebnis einer Versuchsreihe, die die Psychologin Elizabeth Loftus zusammen mit der Studentin Jacqueline Pickrell Mitte der 1990er Jahre durchgeführt hat. Bekannt wurde die Studie unter dem Titel «Verloren im Einkaufszentrum».

Der 14-jährige Chris Coan war einer der Ersten, dem bei diesem Versuch eine falsche Kindheitserinnerung «eingepflanzt» werden konnte. Die Psychologin legte Chris vier Kurzbeschreibungen von Erlebnissen aus seiner Kindheit vor, in die auch seine Mutter und sein großer Bruder Jim involviert waren. Drei davon hatten die Psychologen zusammen mit der Mutter und dem Bruder nach wahren Begebenheiten erstellt. Außerdem half Jim den Forschern, eine Begebenheit zu erfinden, die sie unter die drei tatsächlich stattgefundenen mischten. Chris wusste nicht, dass ein Erlebnis frei erfunden war, für ihn ging es in der Studie nur darum, zu erforschen, an welche Details aus der Kindheit er sich erinnern konnte.

Chris bekam die Aufgabe, die nächsten fünf Tage täglich zu notieren, woran er sich erinnerte. Sollte er irgendwann an den Punkt kommen, dass ihm nichts mehr einfiel, sollte er schreiben: «Ich erinnere mich nicht.»

Die kurze Beschreibung des erfundenen Ereignisses beinhaltete die Angaben, dass er im Alter von fünf Jahren in einem Einkaufszentrum verlorengegangen sei. Chris habe sehr geweint, als ihn schließlich ein älterer Mann gefunden und zu seiner Familie zurückgebracht habe. Das einzig Wahre an der Geschichte war, dass die Familie damals in dem Einkaufszentrum öfter mal einkaufen war.

Chris meinte sich immer mehr Details des Erlebnisses in der Mall zu entsinnen, und zum Teil waren diese «Erinnerungen» für ihn sogar klarer als jene an die echten Erlebnisse.

Als sie ihm kurze Zeit später sagten, dass eines der Erlebnisse frei erfunden sei, tippte Chris auf eines der wahren. Der Junge konnte es kaum glauben, als sie ihn aufklärten, welche Geschichte wirklich erfunden war.

Im Folgenden wurde dieses Experiment auch an verschiedenen anderen Universitäten durchgeführt, und im Schnitt konnten sich 68 Prozent der Probanden an die drei tatsächlich stattgefundenen Begebenheiten erinnern und 25 Prozent auch an die frei erfundene.

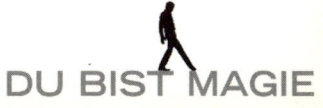

DU BIST MAGIE

Wenn ich Sie jetzt fragen würde, ob Sie als Kind jemals in einem Kaufhaus oder einem Einkaufszentrum verlorengegangen sind, könnten Sie mir dann eine hundertprozentig überzeugte Antwort geben?

Sind Sie sich sicher, dass Sie nie verlorengegangen sind oder dass es tatsächlich einmal geschehen ist? Oder erinnern Sie sich nur vage an einige Kaufhausbesuche und daran, dass Sie als Kind einmal irgendwo anders verlorengegangen sind? Oder haben Sie mitbekommen, dass ein anderes Kind seine Eltern gesucht hat? Womöglich ergänzt Ihr Unterbewusstsein diese Fragmente so, dass Sie sich einbilden, wirklich einmal in einem Kaufhaus verlorengegangen zu sein. Ist diese Erinnerung nur ein Phantom oder ein wahres Kindheitserlebnis? Wenn Sie jetzt verwirrt sind und bei Ihren Eltern nachfragen, können Sie dann sicher sein, dass diese sich an ein echtes Ereignis erinnern? Oder sind auch deren vermeintliche Erinnerungen nichts weiter als das Ergebnis assoziativ gefüllter Lücken?

Harald Welzer, Sozialpsychologe und Leiter der Gruppe «Erinnerung und Gedächtnis» am Kulturwissenschaftlichen Institut Essen, drückt es noch drastischer aus: «Unser ganzes Leben ist eine Erfindung. Es gehört zur menschlichen Normalität, sich falsch zu erinnern. Das korrekte Erinnern ist das Anomale.» Er ist zu der Erkenntnis gekommen, dass sich Erinnerungen erst in der Kommunikation mit anderen bilden, weshalb er vom «kommunikativen Gedächtnis» spricht. In Welzers Augen ist ein Ereignis nicht das, was passiert ist, sondern das, was anschließend erzählt werden kann. Treffen sich ältere Menschen und tauschen sich über ihre Erfahrungen während des Krieges aus, so sind die Berichte bei den ersten Treffen noch individuell. Mit der Zeit werden sie sich jedoch immer ähnlicher, bis sie schließlich zu einer gemeinsamen Erinnerung werden.

Der Koblenzer Historiker Helmut Schnatz hielt einmal einen Vortrag über den schweren Bombenangriff auf Dresden am 13. und 14. Februar 1945. Im Publikum saßen auch viele ältere

Dresdner, die sich daran erinnerten, wie britische Tiefflieger sie gejagt hatten, als sie vor den Flammen durch die Straßen flüchteten. Mehrere Zuhörer erzählten, dass sie «die silbrig schimmernden Mustangjäger» noch wie heute vor Augen hätten.

Der Historiker wies darauf hin, dass es in jener Nacht unmöglich Tiefflieger gegeben haben könne, da der durch den Bombenangriff erzeugte Feuersturm jeden Tiefflug unmöglich gemacht hatte. Auch in britischen Flugeinsatzplänen und Logbüchern waren keine Hinweise für Tiefflüge und eine Menschenjagd zu finden. Die «Augenzeugen» waren außer sich. «Ich protestiere dagegen», rief ein älterer Herr, «dass fremde Historiker, die gar nicht in Dresden zu Hause sind, über unsere Heimatstadt schreiben dürfen.» Der Saal applaudierte.

Bei der Erinnerung an traumatische Erlebnisse, wie an die Dresdner Bombennacht, ist unser Gedächtnis besonders ungenau. Durch den extremen Stress werden in unserem Gehirn biochemische Prozesse ausgelöst, welche die Speicherung der Eindrücke teilweise blockieren, weshalb nur Bruchstücke des Ereignisses im Langzeitgedächtnis verbleiben. Um der Erinnerung einen Sinn zu verleihen, füllt das Gehirn die Lücken mit anderen assoziativen Inhalten auf. Der Sozialpsychologe Welzer vermutet, dass Erinnerungen an emotional belastende Situationen deutlich mehr falsche Elemente enthalten als solche an gewöhnliche Erlebnisse.

Es zeigt sich also einmal mehr, dass Irren menschlich ist, weshalb auch Zeugenaussagen vor Gericht letztlich kein zuverlässiges Beweismittel sind.

Horst Herold, der ehemalige Präsident des Bundeskriminalamts, wollte sogar ganz auf Zeugenbeweise in Strafverfahren verzichten. Es sollten nur noch Sachbeweise gelten, denn einer Studie zufolge beruhen 90 Prozent aller Justizirrtümer in den USA auf falschen Zeugenaussagen. Dabei sind unbewusste Irrtümer und Erinnerungsfehler von Zeugen viel schwieriger zu entlarven als bewusste Lügen.

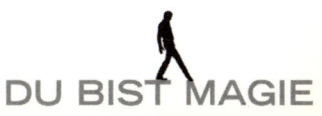

DU BIST MAGIE

Aus diesem Grund werden heutzutage Zeugen nur noch in Ausnahmefällen vereidigt, denn durch unbewusst falsche Erinnerungen können sie sich unabsichtlich strafbar machen.

Erinnerungsfehler gehören also zum Leben dazu – irgendwie entspannt mich das. Denn wenn jeder durch solche Fehler und andere Eigenschaften unseres Gehirns die Welt etwas anders sieht, dann bedeutet das philosophisch ausgedrückt: «Es gibt so viele Wahrheiten, wie es Menschen gibt.»

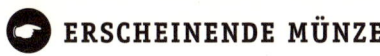

Legen Sie zwei Münzen von gleichem Wert aufeinander und halten Sie diese zwischen Daumen und Zeigefinger so, dass Sie von oben auf die Ränder schauen können.

Reiben Sie nun die beiden Münzen aneinander, indem Sie Daumen und Zeigefinger schnell hin und her bewegen. Während des Reibens erscheint zwischen den beiden Münzen auf magische Weise eine dritte. Sobald Sie aufhören zu reiben, ist sie wieder verschwunden.

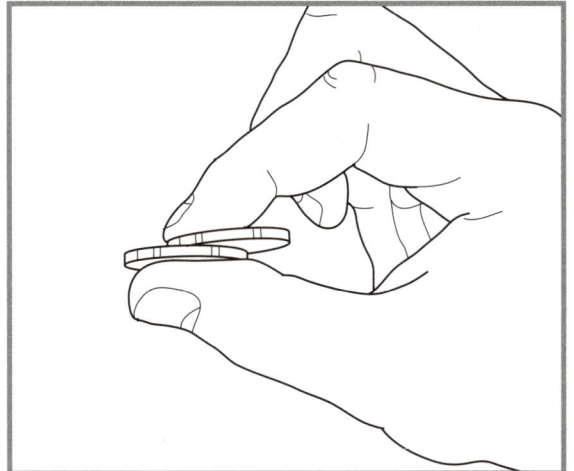

Hinter den Kulissen

Schade, dass die dritte Münze wieder verschwindet, sobald Sie innehalten!

Wie Sie sich bestimmt schon gedacht haben, handelt es sich hierbei um eine optische Täuschung. Für diese ist die Trägheit unserer Netzhaut verantwortlich. Das menschliche Auge kann nicht mehr als 30 Lichtreize pro Sekunde verarbeiten, und

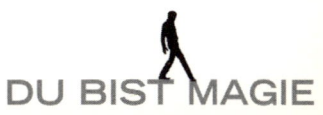

alles, was darüber hinausgeht, kann zeitlich nicht mehr aufgelöst werden. Die Bewegungen der Münzen sind so schnell, dass wir sie nicht mehr als solche wahrnehmen und scheinbar drei Geldstücke sehen. Sie können sich das wie ein Nachglühen auf der Netzhaut, dem lichtempfindlichen Teil des Auges, vorstellen. Man spricht auch von der «Nachbildwirkung».

Würden Sie mir glauben, wenn ich nun behauptete, dass fast jeder von Ihnen tagtäglich aufgrund dieser Nachbildwirkung einer Illusion erliegt? Es ist in der Tat so, denn Fernsehen, Kino und Computergrafiken basieren allesamt auf diesem Prinzip. Wenn sich abends auf Ihrem heimischen Fernseher etwas bewegt, handelt es sich in Wahrheit um Einzelbilder, die so schnell hintereinander gezeigt werden, dass sie ineinander verschmelzen und dem Betrachter eine flüssige Bewegung vorgaukeln.

Bei dem in Deutschland verwendeten PAL-System laufen 50 Bilder pro Sekunde, während das amerikanische Fernsehsystem namens NTSC auf 60 Bildern pro Sekunde basiert. In den Anfängen des Kinos hat man mit nur 16 Bildern pro Sekunde gearbeitet, mehr war damals technisch nicht möglich. Damit hätten die ersten Filme wohl eher wie eine schnelle Diashow gewirkt, als die Illusion von bewegten Bildern zu erzeugen, wenn die Filmpioniere nicht zu einem Trick gegriffen hätten. Mit einem dreiflügeligen Propeller, einem sogenannten «shutter», der sich vor der Linse des Projektors drehte, wurde jedes Bild dreimal abwechselnd kurz verdeckt und dann wieder gezeigt, bevor das nächste folgte. Durch diesen Trick ließ sich die Bildrate verdreifachen, und es entstand der Eindruck einer flüssigen Bewegung.

Wie schnell Einzelbilder aufeinanderfolgen müssen, damit wir sie als eine flüssige Bewegung empfinden, können Sie direkt mit dem kleinen Daumenkino ausprobieren, das wir in dieses Buch integriert haben. Das Ganze funktioniert nach dem gleichen Grundprinzip wie die Kino- oder Fernsehtechnik. Wenn Sie nun mit dem Daumen das Buch von der ersten bis zur letzten Seite vorbeirauschen lassen, verschmelzen die leicht unterschiedlichen statischen Bilder der Schrift und meines Schattenrisses, die Sie auf jeder zweiten Seite rechts unten sehen, zu einem fließenden Bewegungsablauf.

Auch bei LED-Laufschriften, wie sie in manchen Apotheken, Geschäften oder an der Börse zu sehen sind, erzeugt die Nachbildwirkung den Eindruck von vorbeilaufender Schrift. Man spricht hier auch vom «Phi-Phänomen», der Wahrnehmung einer nicht existierenden Bewegung. Dabei sind die kleinen Lämpchen fest montiert und werden nur so schnell umgeschaltet, dass unser Auge getäuscht wird und der Eindruck einer sich bewegenden Schrift entsteht.

Um einiges vereinfacht begegnet Ihnen das System auch auf der Kirmes. Oft sind die Fahrgeschäfte mit unzähligen Glühbirnen beleuchtet, die einzeln an- und ausgeschaltet werden können. Geht das in schnellem Wechsel vonstatten, entsteht der Eindruck eines Lauflichts, das sich über das Gestänge eines Riesenrads bewegt.

Zum Abschluss will ich Ihnen noch verraten, wie Sie Ihr neuerworbenes Wissen um das Phi-Phänomen nutzen können, um Ihre Kollegen zu beeindrucken. Sie werden nämlich die Illusion erzeugen, dass sich ein solider Stift, mit dem Ihr Kollege vielleicht eben noch geschrieben hat, in Ihren Händen in Gummi verwandelt, um gleich danach wieder so fest zu werden wie zuvor.

Für diese Täuschung halten Sie den Stift waagerecht in der Mitte zwischen Daumen und Zeigefinger wie in der Abbildung auf der nächsten Seite dargestellt. Entscheidend ist dabei, dass Sie ihn ganz locker halten. Jetzt bewegen Sie Ihre Hand mit dem Stift schnell auf und ab, wobei die beiden Enden abwechselnd zu schwingen beginnen. Durch die Geschwindigkeit der Bewegung, die unsere Augen, vor allem die des zusehenden Kollegen, nicht mehr verarbeiten können, verschmelzen die einzelnen Bilder miteinander. Durch diese Nachbildwirkung entsteht dann die Illusion, dass die

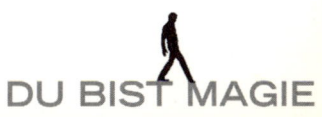

DU BIST MAGIE

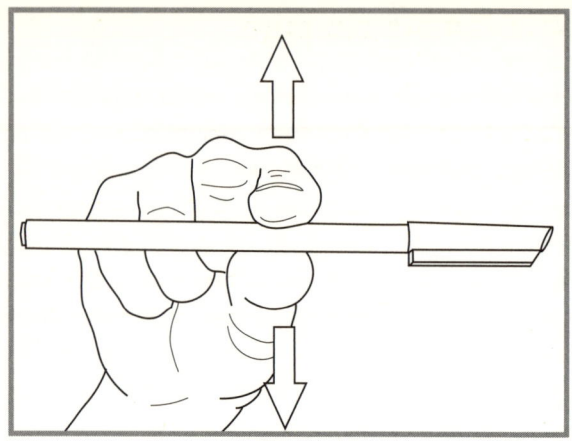

beiden Enden nicht abwechselnd auf und ab schwingen, sondern gleichzeitig. Es hat den Anschein, als wäre das Schreibgerät aus Gummi und würde zwischen Ihren Fingern herumschwabbeln.

Nach der kurzen Demonstration geben Sie einfach dem Kollegen seinen Stift zurück und genießen den Anblick, wie er mit Gewalt versuchen wird, den Stift zu biegen oder ihn genau wie Sie zu Gummi werden zu lassen. Es wird ihm wahrscheinlich nicht gelingen, denn ein bisschen Übung braucht man für diese Illusion schon. Viel Spaß!

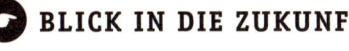

BLICK IN DIE ZUKUNFT

Schauen Sie für mindesten zehn Sekunden in die Kristallkugel, und Sie werden Ihre Zukunft sehen.

In naher Zukunft werden Sie nämlich den Drang haben zu gähnen, ob Sie wollen oder nicht. Sie hören den Mann in der Glaskugel förmlich gähnen, und je mehr Sie sich anstrengen, die Prophezeiung zu verhindern, umso größer wird Ihr Drang zu gähnen.

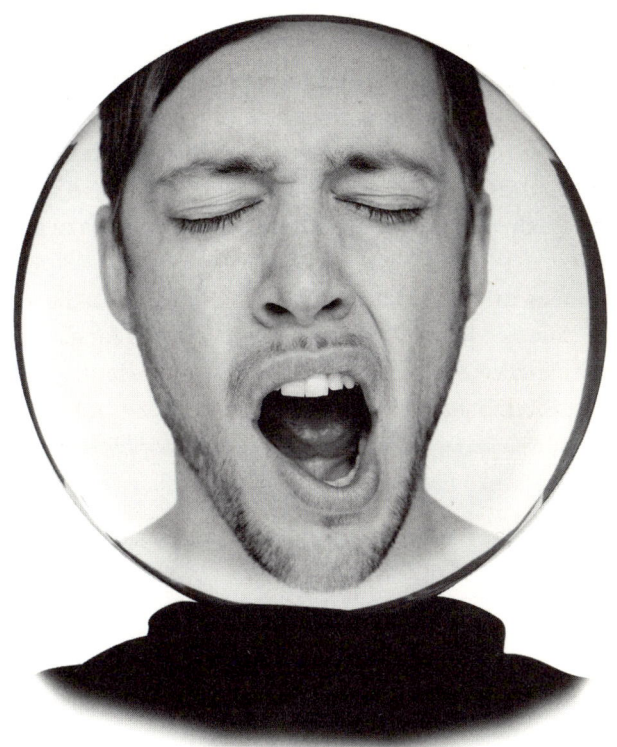

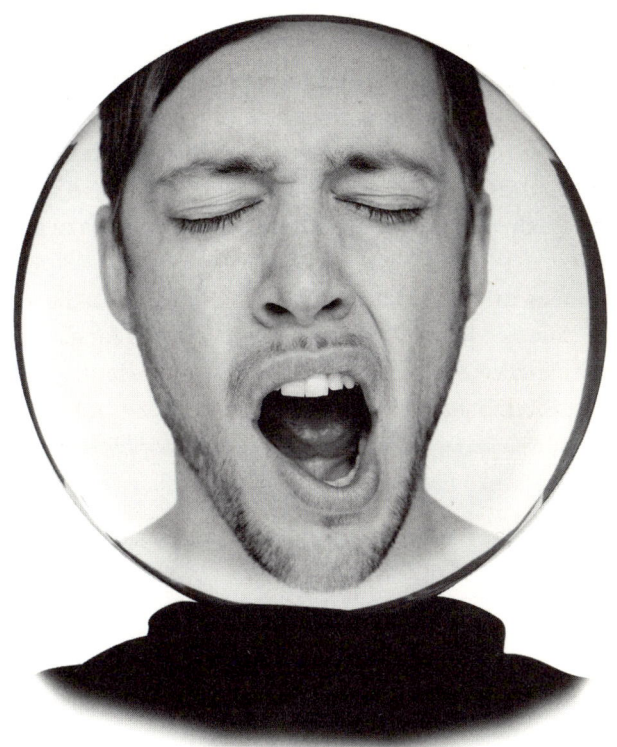

DU BIST MAGIE

Hinter den Kulissen

Das war gemein, oder? Gut, aber dank des Experiments sind Sie jetzt wieder frisch und bestimmt neugierig, wieso Sie allein beim Betrachten des Bildes gähnen mussten.

Dafür verantwortlich sind die Spiegelneuronen, also jene Nervenzellen im Gehirn, die dafür sorgen, dass wir beim Beobachten eines Vorgangs die gleiche Reaktion zeigen, ohne den gleichen Auslöser wie das Vorbild zu haben. Der Mann auf dem Foto gähnt vielleicht, weil er müde ist. Sie dagegen müssen allein beim Anblick des Bildes gähnen, obwohl Sie in diesem Augenblick gar nicht müde sind. Falls Sie nicht zu den 55 Prozent der Menschen gehören, die sofort auf ein fremdes Gähnen reagieren, dann blicken Sie jetzt bitte noch einmal für längere Zeit in die Glaskugel, denn manche brauchen etwas länger. Falls es bei Ihnen gar nicht klappen sollte, interessiert Sie vielleicht, dass sich laut Forschung Schizophrene so gut wie nie vom Gähnen anderer anstecken lassen. Doch dazu später mehr.

Spiegelneuronen sind auch dann im Spiel, wenn Sie beobachten, wie sich jemand den Kopf stößt, und sich danach selbst mit schmerzverzerrtem Gesicht an den Kopf greifen.

Die erstaunlichen Nervenzellen wurden erst Anfang der 1990er Jahre von einer kleinen Gruppe Neurophysiologen im norditalienischen Parma entdeckt – per Zufall. Eigentlich wollten Giacomo Rizzolatti, Vittorio Gallese und Leonardo Fogassi mehr darüber erfahren, wie Säugetiere, zu denen auch wir Menschen gehören, ihre Bewegungen unbewusst im Gehirn planen. Dazu untersuchten sie die Aktivität einzelner Nervenzellen im Gehirn eines Makakenäffchens, während es nach verschiedenen Objekten wie Obststückchen, Nüssen oder Spielzeug griff. Dazu platzierten sie einige Messsonden in einem Hirnareal, in dem Handlungen geplant und initiiert werden.

Kurz vor einer der Messungen griff Fogassi nach einer Rosine. Das verkabelte Äffchen beobachtete den Wissenschaftler, ohne sich zu bewegen, und löste im nächsten Moment einen kleinen Tumult aus, denn das Messgerät schlug aus. Eine der Nervenzellen, die für die Planung von Handlungen zuständig war, gab Signale ab, genau wie in den vorhergehenden Versuchen, als das Makakenäffchen selbst nach der Frucht gegriffen hatte. Die Forscher überprüften ihre Messinstrumente, aber es lag kein technischer Fehler vor. Auch bei mehrfachen Wiederholungen des Zufallsexperiments kamen sie immer wieder zu demselben Ergebnis.

Bald war ihnen klar, dass sie eine sensationelle Entdeckung gemacht hatten. Sie hatten eine sogenannte «prämotorische Nervenzelle» entdeckt, die nicht nur aktiv war, wenn das Tier selbst nach etwas Interessantem griff, sondern auch dann, wenn es nur zuschaute, während jemand anders das tat.

Das Neuron mit der Doppelfunktion schien das Beobachtete zu «spiegeln», weshalb die Forscher ihre Entdeckung «Spiegelneuronen» tauften. In weiteren Versuchen identifizierten sie noch mehr der ungewöhnlichen Nervenzellen, wobei sich sehr differenzierte Reaktionen zeigten. Griff der Experimentator zum Beispiel nicht nach einem begehrten Objekt, sondern ziellos ins Leere, blieb das gemessene Spiegelneuron inaktiv. Andere Zellen reagierten dagegen nicht nur, wenn der Affe beobachtete, wie ein Artgenosse den Arm nach einer Erdnuss ausstreckte, sondern auch dann, wenn er nur das Knacken der Schale hörte.

Die Wissenschaftler kamen zu dem Schluss, dass die Spiegelneuronen weniger auf den beobachteten Bewegungsablauf reagieren als auf die damit verbundene Absicht, also zum Beispiel etwas zu essen oder mit einem Objekt zu spielen.

«Spiegelzellen erlauben uns, die Absicht fremder Aktionen zu verstehen», analysierte Gallese, «und zwar, indem wir mit ihrer Hilfe die Handlung intern simulieren und so ihren Ausgang vorwegnehmen!»

Diese Theorie wirft einige spannende Fragen auf: Lernt unser Gehirn etwa durch reines Zusehen Bewegungsabläufe?

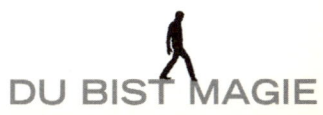

DU BIST MAGIE

Sind nicht oder unzureichend funktionierende Spiegelzellen der Grund für die fehlende soziale Kompetenz mancher Menschen? Die Fachwelt hat die Entdeckung der Spiegelneuronen enthusiastisch aufgenommen. Der bekannte indische Neuroforscher Vilayanur Ramachandran vermutet sogar, dass wir die sprunghafte Entwicklung unserer Vorfahren vor rund 40 000 Jahren den Spiegelneuronen zu verdanken haben. Sobald einer unserer Urväter oder eine unserer Urmütter eine neue Erfahrung oder Entdeckung machte und dabei von anderen beobachtet wurde, ahmten, der Theorie des Wissenschaftlers folgend, die Zuschauer das Gesehene nach, wodurch sich Wissen und Erfahrungen rasend schnell verbreiteten. Das muss wie ein Turbo für die Evolution der menschlichen Rasse gewesen sein.

Giacomo Rizzolatti vermutet, dass die Spiegelneuronen auch für die Entstehung unserer Sprache verantwortlich waren. Das erste Zwiegespräch aller Zeiten könnte theoretisch dadurch entstanden sein, das einer unserer Vorfahren die Mundbewegungen eines anderen nachgemacht hat und so unbewusst gezeigt hat: Ich habe dich verstanden, ich fühle wie du. Im nächsten Schritt kamen zu den Mundbewegungen vielleicht einfache Laute dazu, die sich immer weiter verfeinerten, bis zur heutigen Form der Sprache. Eine spannende Theorie, die sich so leicht weder beweisen noch widerlegen lässt.

Die Forschung rund um die Spiegelzellen steckt noch in den Kinderschuhen. Ein spannendes Thema, allerdings sind noch viele Experimente nötig, um genauere Erkenntnisse zu erhalten.

Im Jahr 2003 führte Bruno Wicker vom Centre Nationale de la Recherche in Marseille zusammen mit einigen Kollegen eine Studie mit Hilfe eines Kernspintomographen durch. Die Probanden lagen in der Messröhre und sahen Videoclips, in denen eine Person an einem Glas schnupperte und danach angeekelt das Gesicht verzog. Währenddessen wurden die Hirnaktivitäten registriert.

Anschließend mussten die Teilnehmer heftigen Schweißgeruch oder stinkende Schwefelverbindungen einatmen. Auch hier beobachteten die Forscher die Reaktionen des Gehirns und verglichen sie mit denen, die beim Anschauen der Videos entstanden waren. Daraus ergab sich, dass in beiden Fällen ähnliche Hirnregionen aktiv waren, wir also den Ekel eines anderen Menschen zum Teil mitempfinden.

Für unsere Vorfahren war diese Fähigkeit von großem Vorteil, denn wenn man allein durch das Zusehen nachvollziehen kann, dass ein Nahrungsmittel ungenießbar ist, braucht man die Erfahrung nicht selbst zu machen und kann gleich die Finger davon lassen.

In den letzten Jahren werden in immer mehr Hirnregionen Spiegelneuronen vermutet. Scheinbar hat sich diese Funktion in der Entwicklung von uns Menschen als sehr nützlich erwiesen.

Das Besondere an den sogenannten «emotionalen Resonanzphänomenen» ist, dass wir sie kaum beeinflussen können. Zum Beispiel imitieren wir unbewusst die Mimik unseres Gegenübers, ob wir nun wollen oder nicht. Der schwedische Psychologe Ulf Dimberg von der Universität in Uppsala hat vor einigen Jahren bewiesen, dass dieser Spiegelmechanismus immerzu präsent ist. Der Forscher zeigte Testpersonen eine Reihe von Fotos mit Gesichtern und gab dazu die strikte Anweisung, beim Betrachten auf keinen Fall die Miene zu verziehen. Scheinbar schafften es die Probanden in den meisten Fällen, ein Pokerface zu wahren, doch die gleichzeitigen Messungen der Gesichtsmuskelaktivitäten zeigten ein anderes Ergebnis. Immer wenn nach einigen Fotos mit neutraler Mimik ein Porträt eines lachenden Menschen erschienen war, schlugen die Sensoren aus, was bedeutet: Die verkabelte Testperson hatte gelächelt, wenn auch nur ganz leicht. Das passierte sogar, wenn das Bild mit dem fröhlichen Menschen nur für 40 Millisekunden und damit so kurz zu sehen war, dass sie es kaum bewusst wahrnehmen konnte.

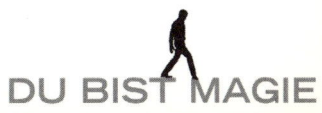

DU BIST MAGIE

Wenn Sie also eine Person anlächelt, die Sie nicht mögen, und Sie lächeln zurück, obwohl Sie das eigentlich gar nicht wollen, dann machen Sie sich nichts daraus. Das war eine automatische Reaktion Ihrer Spiegelneuronen, gegen die Sie nichts tun können. Im Grunde ist das auch gut so, denn durch das unbewusste Spiegeln unseres Gegenübers erfassen wir intuitiv, wie es sich fühlt, und bekommen eine Ahnung davon, wie die weitere Begegnung verlaufen wird.

Es liegt die Vermutung nahe, dass das Spiegelneuronensystem mit Empathiefähigkeit zu tun hat, was bedeuten würde, dass Menschen, die starke Probleme haben, sich in andere hineinzuversetzen, neurophysiologische Funktionsstörungen haben. Genau das ist eines der Symptome bei psychischen Erkrankungen wie Schizophrenie, Alexithymie (der mangelnden Fähigkeit, Gefühle bei sich selbst und anderen wahrzunehmen) und Autismus. Während gesunde Kinder normalerweise das Lächeln ihrer Mutter erwidern, bleiben die Gesichter gleichaltriger autistischer Kinder ernst.

Wenn Kinder dann erwachsen und selbst Eltern werden, können die Spiegelneuronen auf ungewöhnliche, für Außenstehende mitunter unterhaltsame Art zuschlagen. Bei manchem werdenden Vater sorgen sie etwa dafür, dass er die gleichen Symptome zeigt wie seine schwangere Frau, und zwar von Stimmungsschwankungen und Gewichtszunahme über Erbrechen bis hin zu Veränderungen im Hormonhaushalt.

Um nochmal auf das ansteckende Gähnen zurückzukommen: Eine weitere Erklärung liegt darin, dass uns das Nachahmen mit anderen sozusagen synchronisiert. Das war bei unseren Vorfahren durchaus nützlich. Würde in einer Gruppe einer allein müde werden und schließlich vor Erschöpfung einschlafen, während die anderen weiterziehen, könnte das böse Konsequenzen für den Einzelnen und die Gruppe haben. Durch das ansteckende Gähnen werden auch die anderen müde, und alle gehen zur gleichen Zeit schlafen. Damit sind sie auch am nächsten Morgen wieder zu ähnlichen Zeiten wach und können ihren Weg als Gruppe fortsetzen.

Oder, wie der Völkerkundler Karl von den Steinen 1894 über den Stamm der Bakiri in Zetralaustralien schrieb, zu dem er als erster Europäer Kontakt aufnahm: «Wurde es ihnen mit dem Geplauder zu viel, so gähnte alles aufrichtig und ohne die Hand vor den Mund zu halten. Dass der wohltuende Reflex auch hier ansteckte, ließ sich nicht verkennen. Dann stand einer nach dem anderen auf, und ich blieb allein ...»

Mit einem Gähnen stecken nicht nur wir Menschen uns gegenseitig an, auch bei in Rudeln lebenden Tieren wie Löwen oder Affen ist es ein sozialer Akt, der verbindet. Etwas anders sieht es dagegen beim besten Freund des Menschen aus. Hunde sind immun gegen das Gähnen von Artgenossen, lassen sich dafür aber in 70 Prozent der Fälle von ihrem Besitzer anstecken. Bei uns Menschen macht es übrigens ebenfalls einen Unterschied, wer uns da etwas vorgähnt, denn wir reagieren deutlich stärker auf Familienmitglieder oder enge Freunde als auf Fremde.

Wenn Sie also wissen möchten, ob jemand Sie mag, dann gähnen Sie einfach mal. Gähnt Ihr Gegenüber mit, liegt eine gewisse Verbundenheit vor.

Andernfalls wird er Ihr Gähnen vielleicht als Zeichen der Langeweile interpretieren und sich verabschieden. Aber das spielt dann auch keine Rolle mehr, da es ohnehin kein Gemeinschaftsgefühl gab.

Wir gähnen ungefähr eine viertel Million Mal in unserem Leben, dennoch ist bisher nicht erforscht, welche Funktion es neben dem sozialen Aspekt hat. Kaum zu glauben, aber wahr. Der Mediziner Olivier Walusinski war der Erste, der sich Ende der 1970er Jahre auf dieses Fachgebiet spezialisiert hat, und selbst nach über 30 Jahren Forschung konnte er keine tiefgreifenden Erkenntnisse liefern. Sämtliche Hypothesen, wie zum Beispiel, dass Gähnen das Gehirn zusätzlich mit Sauerstoff versorge oder es kühle, sind inzwischen widerlegt.

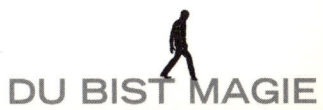

DU BIST MAGIE

Letztlich weiß man nur, dass Frauen und Männer in etwa gleich viel gähnen, und zwar im Schnitt acht Mal am Tag, jeweils fünf bis zehn Sekunden lang. Menschliche Föten, die Forscher per Ultraschall beim Gähnen beobachtet haben, gähnen etwa dreimal so häufig wie Erwachsene. Die Fähigkeit zu gähnen entwickelt sich im Mutterleib ungefähr zur gleichen Zeit wie der Saugreflex, der überlebenswichtig für den kleinen Menschen ist, sobald er auf die Welt kommt. Hat Gähnen also eine ähnlich wichtige Bedeutung? Wie tief das Gähnen verwurzelt ist, hat Walusinski bei querschnittsgelähmten Patienten beobachtet, die weder Arme noch Beine willentlich bewegen können. Die Extremitäten reagieren zwar nicht beim spontanen Lachen, Niesen oder Husten, sehr wohl aber bewegen sie sich beim Gähnen. Warum das so ist, weiß man leider noch nicht.

Um dem Geheimnis des Gähnens besser auf die Spur kommen zu können, fand Ende Juni 2010 in Paris die «Erste Internationale Konferenz zum Gähnen» statt, bei der sich Wissenschaftler aus den unterschiedlichsten Fachgebieten mit diesem Thema beschäftigten. Es bleibt also spannend.

Wenn Sie während der Lektüre dieses Kapitels öfter gähnen mussten oder kurz davor waren, dann gehe ich davon aus, dass es nicht aus Langeweile geschah, sondern aufgrund Ihrer großen Empathie. Jetzt aber schnell zum nächsten Experiment, damit Sie wieder fit werden.

⬤ RÄTSELHAFTE BERÜHRUNG

Für dieses Experiment benötigen Sie zwei Büroklammern und ein menschliches Versuchskaninchen. Sie können das Experiment auch an sich selbst ausprobieren, dann ist es allerdings eine Spur weniger verblüffend.

Biegen Sie die beiden Büroklammern so auseinander wie auf der Zeichnung. Bei der einen biegen Sie nur ein Ende auf, die andere formen Sie so um, dass beide Enden mit ungefähr einem halben Zentimeter Abstand auf einer Höhe sind. Achten Sie darauf, dass die Enden stumpf sind, da Sie sich mit scharfkantigen Büroklammern verletzen könnten.

Bitten Sie nun Ihren Probanden, einen Unterarm freizumachen und Ihnen den Arm mit der Innenseite nach oben hinzuhalten. Die Hand sollte flach ausgestreckt, die Finger sollten leicht gespreizt sein.

Als Nächstes zeigen Sie ihm die beiden Büroklammern, kündigen ein Experiment an und bitten ihn, die Augen zu

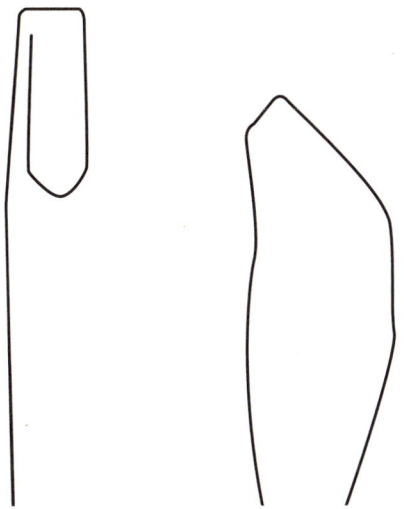

DU BIST MAGIE

schließen. Erklären Sie ihm, dass Sie ihm gleich mit einer der beiden Büroklammern sanft über den Arm, die Handinnenfläche und die Finger streichen werden. Währenddessen soll die Testperson nur nach Gefühl sagen, ob Sie ihr mit einer oder zwei Spitzen über den Arm streichen.

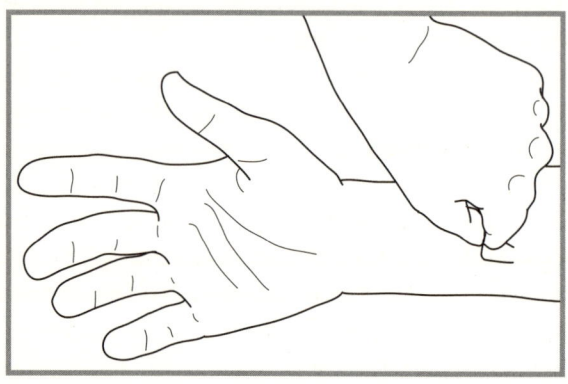

Sobald das Versuchskaninchen die Augen geschlossen hat, nehmen Sie die aufgebogene Klammer mit den beiden Spitzen und berühren damit den Unterarm in der Nähe der Armbeuge. Danach fahren Sie mit den Spitzen langsam in Richtung Hand bis vor zum Mittelfinger.

Durchgehende Linie = tatsächlicher Verlauf der Berührung
Gepunktete Linie = gefühlter Verlauf der Berührung

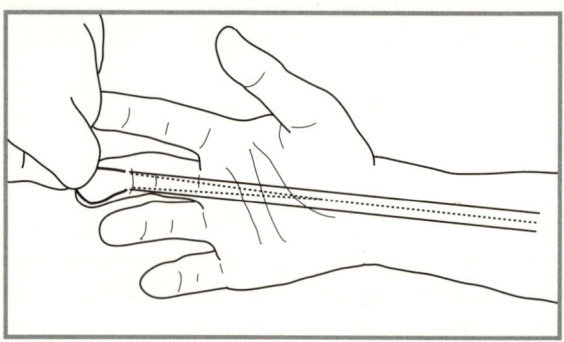

Fragen Sie zwischendurch immer wieder nach, wie viele Spitzen der Proband auf der Haut spürt. Zu Ihrer Überraschung wird er, während Sie ihm über den Arm fahren, sehr wahrscheinlich nur eine Spitze spüren. Der Proband selbst wird erstaunt sein, wenn Sie weiter über die Handfläche bis zu der Fingerspitze fahren, denn er hat das Gefühl, dass sich die eine Spitze plötzlich verdoppelt hat.

Hinter den Kulissen

Machen Sie das Experiment ruhig auch mal bei sich selbst, bevor Sie die Erklärung lesen. Wichtig ist nur, dass Sie die Augen dabei schließen, damit Sie sich auf die Berührung konzentrieren können.

Dass wir am Arm nur einen Berührungspunkt spüren, während wir an der Hand und vor allem den Fingerspitzen beide Metallspitzen wahrnehmen, liegt an der Verteilung der Rezeptoren in unserer Haut. Wir verfügen nämlich über viele unterschiedliche «Messfühler», die auf verschiedene Aufgaben spezialisiert sind wie Druck, Berührung, Vibration und Temperatur. Entscheidend für dieses Experiment sind die Tastrezeptoren, die auf Druck reagieren. Sie kommen hauptsächlich in der unbehaarten Haut vor, weswegen wir das Experiment auch mit der Innenseite des Unterarms gemacht haben.

Je nach Körperregion liegen die Rezeptoren unterschiedlich dicht beieinander. Je enger sie angeordnet sind, desto genauer können wir Dinge ertasten. Das lässt sich gut mit der Auflösung einer digitalen Kamera vergleichen: Je mehr Bildpunkte sie hat, umso klarer ist das Bild.

Die folgende Abbildung zeigt einen sogenannten «Homunculus» für die Berührungsempfindlichkeit unserer Haut. Je sensibler eine Körperregion ist, desto größer ist sie bei dem «Männchen» dargestellt. Es hat zum Beispiel riesige Finger-

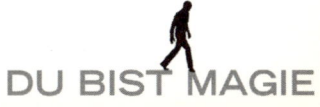

DU BIST MAGIE

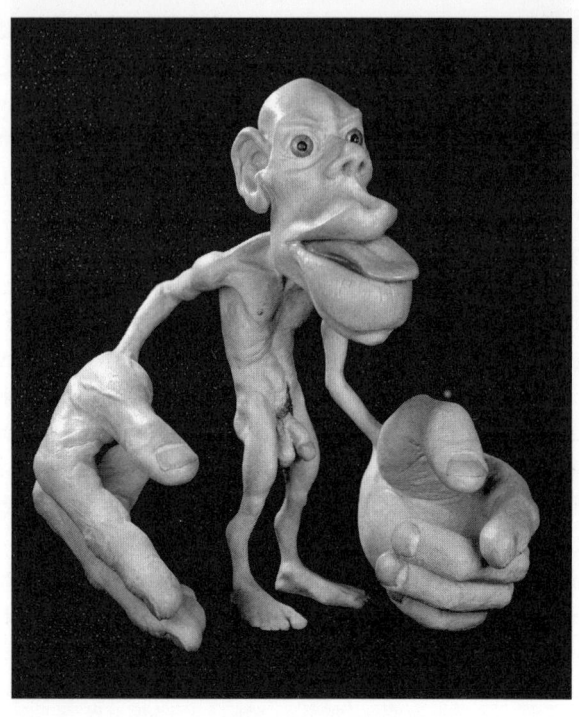

spitzen, da hier die Tastrezeptoren teilweise nur knapp einen Millimeter auseinanderliegen, in der Handfläche sind es dagegen circa vier Millimeter. Je nach Körperregion haben wir also eine unterschiedliche Tastschärfe.

Und Sie, liebe Leserinnen, haben es sicher schon immer gewusst: Frauen haben ein besseres Fingerspitzengefühl als Männer. Das gilt inzwischen als wissenschaftlich bewiesen. Dennoch wird Sie die Erklärung der Forscher womöglich enttäuschen: Nicht das Geschlecht spielt eine Rolle, sondern die Größe der Finger. Denn je kleiner die Finger sind, desto sensibler reagieren sie auf Tastreize. Und da Frauen im Schnitt kleinere Finger haben als Männer, konzentrieren sich bei ihnen die Sinneszellen auf engerem Raum. Das heißt, Männer mit kleinen Fingern haben ebenfalls mehr Fingerspitzengefühl.

Vielleicht haben Sie ja Lust, mit der Büroklammer bei sich oder Ihrem Partner auf Entdeckungsreise zu gehen und an unterschiedlichen Körperstellen auszuprobieren, wie weit die Klammerenden auseinandergebogen sein müssen, damit Sie diese einzeln wahrnehmen. Auf dem Rücken sind es zum Beispiel mehrere Zentimeter. Das Empfinden dort ist nur sehr ungenau, weshalb wir manchmal ein bisschen suchen müssen, bis wir genau die Stelle gefunden haben, an der es uns juckt.

Dadurch, dass in unserem Experiment die beiden Büroklammerenden enger zusammenliegen als der Abstand der Rezeptoren am Unterarm, können wir die beiden Spitzen nicht getrennt wahrnehmen. In der Handinnenfläche und an den Fingerspitzen ist dagegen die Tastschärfe höher, und wir können die beiden Drahtenden einzeln spüren.

Ähnlich ist das Gefühl, wenn Sie die Büroklammer so weit auseinanderbiegen, dass der Abstand etwas größer ist als die Höhe Ihres Mundes.

Wenn Sie den Draht von links nach rechts so an Ihrem Mund vorbeiführen, dass ein Ende oberhalb und eines unterhalb der Lippen Ihre Haut streift, fühlt es sich neben den Mundwin-

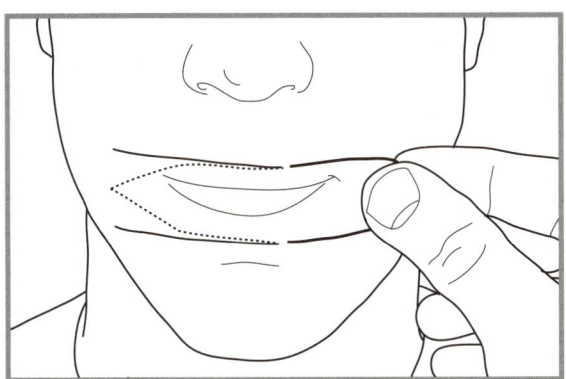

Durchgehende Linie = tatsächlicher Verlauf der Berührung
Gepunktete Linie = gefühlter Verlauf der Berührung

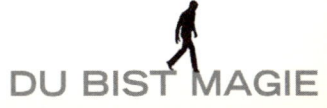

DU BIST MAGIE

keln so an, als würde Sie nur eine Spitze berühren. Auf Höhe des Mundes dagegen spüren Sie deutlich beide Spitzen.

An den Wangen liegt die Tastschärfe im Schnitt bei elf Millimetern, an den Lippen dagegen bei vier, das erklärt den Unterschied in der Wahrnehmung.

Die hohe Sensibilität von Lippen und Fingerspitzen ist schon kurz nach unserer Geburt wichtig für unsere Entwicklung. Nicht umsonst ist der Tastsinn der Wahrnehmungskanal, der sich beim Embryo als Erstes entwickelt. Im Mutterleib hatten wir genügend Zeit, ihn zu trainieren. Durch verschiedene Positionen, die wir während der Schwangerschaft eingenommen haben, ist unsere Haut an unterschiedlichen Stellen mit der Gebärmutterwand in Berührung gekommen. Noch während wir im Fruchtwasser herumgeschwommen sind, haben wir am Daumen gelutscht und so das Gefühl in unseren Lippen gestärkt. Nach der Geburt kommt der Tastsinn auch direkt zum Einsatz: Mit den Fingern greift das Neugeborene nach der Mutter, und mit den sensiblen Lippen findet es die Brustwarze, um zu trinken. In dieser Phase können die Augen gerade mal hell und dunkel unterscheiden.

Auch die Spielsachen erkundet ein Säugling in den ersten Monaten vor allem mit Händen, Mund und Zunge, und erst nach diesem Kennenlernen durch den direkten Kontakt kommt der Sehsinn zum Tragen. Vertraute Dinge können dann durch reines Betrachten erkannt werden. Beobachten Sie mal, wie ausdauernd und lustvoll kleine Kinder an Dingen herumnuckeln. Ein Überbleibsel aus dieser oralen Phase haben wir uns auch ins Erwachsenenalter herübergerettet: das Küssen.

Durch ihre Berührungen schenkt die Mutter dem kleinen Menschen Geborgenheit, Wärme und Liebe, was sehr wichtig für unsere Entwicklung ist, wie in Tierversuchen nachgewiesen wurde. Forscher trennten dazu Rattenjungen von ihrer Mutter, womit ihnen die mütterlichen Liebkosungen fehlten. Als Folge davon produzierten die kleinen Ratten keine Wachs-

tumshormone mehr. Erst als die Wissenschaftler die Jung-
tiere mit nassen Pinseln streichelten, fingen sie wieder an zu
wachsen.

Kaiser Friedrich II. von Hohenstaufen soll solche Experimente bereits im 13. Jahrhundert auch mit Menschen gemacht
haben. Er hat laut Erzählungen Säuglinge von Ammen aufzie-
hen lassen, die weder mit den Kindern reden noch sie liebkosen
durften. Der Kaiser wollte so herausfinden, was die angeborene,
sozusagen die Ursprache des Menschen ist. Alle Kinder starben
nach wenigen Jahren.

Im Erwachsenenalter bleibt die Magie von Berührungen erhalten. Wenn Sie Ihre Partnerin oder Ihren Partner zärtlich umar-
men, berühren oder küssen, schüttet Ihr Körper Oxytocin aus,
ein Lust- und Bindungshormon. Sie fühlen sich dann glücklich
und entspannt. Bei Frauen wirkt dieses Hormon stärker als bei
Männern, da das männliche Sexualhormon die Wirkung von
Oxytocin abschwächt. Also kuscheln Sie ruhig öfter mal, das
ist gut für Ihr Wohlbefinden und die Beziehung.

Der Tastsinn ist obendrein auch entscheidend für unsere
Selbstwahrnehmung. Wie breit, wie dick oder wie schlank wir
uns fühlen, errechnet unser Gehirn aus den Millionen von den
Tastfühlern gelieferten Daten, die über unseren ganzen Körper
verteilt sind.

Der Leipziger Neuropsychologe Martin Grunwald von der
Deutschen Forschungsinitiative Essstörungen hat eine Methode entdeckt, um Menschen mit Magersucht, bei denen diese
Wahrnehmung oft gestört ist, ein besseres Körperempfinden
zu ermöglichen. Er lässt seine Patienten dazu einen Neopren-
anzug tragen, wie man ihn sonst zum Surfen oder Tauchen benutzt, der drei Viertel des Körpers bedeckt. Durch den Druck,
den der Anzug auf die Haut ausübt, lernen die Betroffenen,
sich wieder zu spüren, und nehmen dadurch kontinuierlich
wahr, dass sie sehr viel dünner sind, als sie glauben.

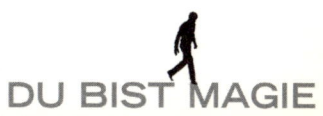
DU BIST MAGIE

Der Tastsinn bleibt uns lebenslang erhalten, auch wenn im Alter die Tastschärfe abnimmt, und zwar schon ab dem 40. Lebensjahr. Im Rentenalter sinkt die Tastgenauigkeit an den Fingerspitzen von ungefähr einem auf circa vier Millimeter. Das führt dazu, dass ältere Menschen oft Schwierigkeiten beim Zuknöpfen von Kleidungsstücken, Zubinden von Schuhen oder Hantieren mit Schlüsseln und Kleingeld haben. Durch den regelmäßigen Gebrauch des Tastsinns, etwa beim Basteln, Malen, Werken oder Musikmachen, kann die Feinfühligkeit bei älteren Menschen erhalten oder sogar verbessert werden. Studien belegen, dass Tanzen im Alter nicht nur gut für Fitness, Balance und Motorik ist, sondern sogar die Qualität des Tastsinns steigert.

Wann haben Sie das letzte Mal bewusst etwas er- oder abgetastet? Die meisten Menschen machen so etwas viel zu selten. Wie fühlt sich dieses Buch an unterschiedlichen Stellen an? Was spüren Sie, wenn Sie es mit den Lippen betasten? Wie fasst sich das Mauerwerk der Gebäude an, an denen Sie jeden Tag vorbeilaufen? Wie liegen die verschiedenen Handymodelle in der Hand, die im Elektromarkt ausgestellt sind? Machen Sie einfach mal den Tasttest, auch wenn Sie gerade kein neues Mobiltelefon brauchen. Wenn Sie demnächst Kleidung einkaufen, betasten Sie die unterschiedlichen Stoffe und beziehen Sie diese Wahrnehmung mit in Ihre Kaufentscheidung ein. Seien Sie da hemmungslos. Sie werden sehen und spüren, dass es Spaß macht, unsere scheinbar bekannte Welt auf diese Art neu zu begreifen. Mit Sicherheit fallen Ihnen auch noch einige andere Gelegenheiten ein, bei denen Sie «Hand anlegen» können.

Vielleicht spielen Sie ja auch einfach mal die Szene aus *9 1/2 Wochen* nach, in der Mickey Rourke Kim Basinger die Augen verbindet und sie vor dem offenen Kühlschrank mit verschiedenen Früchten und anderen Lebensmitteln streichelt, bevor sie erst die Speisen und dann einander vernaschen. Falls Sie dabei von jemandem überrascht werden sollten, können Sie gern auf dieses Buch verweisen: alles im Dienste der Wissenschaft.

Noch sensibler als unsere Fingerspitzen ist unsere Zunge. Tasten Sie mal Ihre Zähne damit ab, Sie werden selbst die kleinste Unebenheit wahrnehmen. Dieses feine Gespür kann lebensrettend sein, denn dadurch merken wir zum Beispiel, ob sich eine Gräte in dem Bissen Fisch befindet, den wir gerade im Mund haben. Unsere Zunge ist so dicht mit Rezeptoren besetzt, dass sie wie ein Vergrößerungsglas wirkt. Die Gräte fühlt sich nämlich mit der Zunge viel größer an, als sie wirklich ist. Vielleicht erinnern Sie sich noch, wie riesig sich in Ihrer Kindheit die Zahnlücken anfühlten, wenn Sie sie mit der Zunge abgetastet haben.

Nichts geht uns so nah wie das, was wir berühren. Sehen und hören können wir auch Dinge, die weiter weg sind, ertasten jedoch nur die Dinge in unserer unmittelbaren Nähe, denn unser Tastsinn ist viel ausgefeilter als die anderen Sinne. Wir können durch unsere Hautrezeptoren Oberflächenbeschaffenheit, Temperatur, Form, Gewicht und Dreidimensionalität von Gegenständen erfassen. Unsere Augen und Ohren sind dagegen viel weniger spezialisiert. Die Lichtwellen, die unsere Augen in Nervenimpulse umwandeln, muss unser Gehirn erst umrechnen und interpretieren, um eine nähere Aussage über das zu treffen, was wir wahrnehmen.

Die aufwendige Rechen- und Interpretationsleistung, die für das Sehen nötig ist, zeigt sich auch in der Größe der Hirnregion, die für die optische Wahrnehmung zuständig ist. Vielleicht ist Ihnen schon aufgefallen, dass Sie in diesem Buch vor allem optische und wenige taktile Täuschungen finden. Das liegt unter anderem daran, dass die Tastrezeptoren in der Haut hoch spezialisiert sind, weshalb kein großer Verarbeitungsapparat im Gehirn nötig ist. Im Grunde handelt es sich beim Tastsinn um eine Hardware-Lösung, die robust und zuverlässig funktioniert, weshalb man ihn auch nicht so leicht in

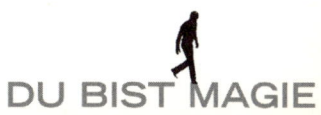

DU BIST MAGIE

die Irre führen kann. Die Verarbeitung der optischen Reize ist dagegen eine sensible und störanfällige Software-Lösung, die man leichter täuschen kann.

Bei Designprodukten gewann erst in den letzten Jahren die Art, wie sich ein Produkt anfühlt, an Bedeutung. Das «Haptic Design» befasst sich unter anderem damit, wie sich die Bedienelemente im Auto anfühlen oder die Schalter einer hochwertigen Stereoanlage. Ob ein Produkt erlesen ist und damit einen höheren Preis rechtfertigt, machen wir unbewusst auch am Gewicht fest. Solide und schwer bedeutet automatisch gut und teuer.

Bei Banknoten wird neuerdings ebenfalls darauf geachtet, ob sie sich hochwertig und damit echt anfühlen.

Ich finde es interessant, dass wir diesen so wichtigen Sinn im Alltag so wenig bewusst wahrnehmen. Vielleicht haben Sie dieses Experiment und die Hintergrundinformationen ja ein wenig berührt, und Sie lassen sich darauf ein, die Welt, die Sie zu kennen glauben, auch mal anders zu erfassen.

⬤ VERSCHWINDENDER ELEFANT

Betrachten Sie das Bild aus etwa zehn bis 20 Zentimetern Abstand. Halten Sie dabei Ihr linkes Auge zu und fixieren Sie mit dem rechten die gekreuzten Zauberstäbe – schauen Sie bewusst nicht auf den Elefanten. Wichtig ist, dass Sie permanent mit dem rechten Auge die Zauberstäbe im Blick behalten und den Elefanten nur peripher, also aus dem Augenwinkeln, wahrnehmen.

Verändern Sie jetzt den Abstand zum Bild etwas und bewegen Sie vielleicht auch den Kopf ein wenig hin und her. Sie werden eine Position finden, in der Sie den Elefanten nicht mehr sehen – er ist verschwunden!

Hinter den Kulissen

Das Geheimnis bei diesem Experiment ist der sogenannte «blinde Fleck», also die Stelle im menschlichen Auge, an der die Nervenfasern gebündelt durch die Netzhaut geführt werden, um die Verbindung zum Gehirn herzustellen. An diesem Punkt existieren keine lichtempfindlichen Zellen, weshalb keine Bildinformationen aufgenommen werden. Eigentlich müssten wir dort deshalb ständig einen schwarzen Fleck sehen,

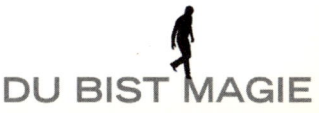

DU BIST MAGIE

doch unser Gehirn füllt diese Fläche mit Bildinformationen auf. Sehen wir mit beiden Augen, werden auch die Informationen des anderen Auges verwendet, um die leere Stelle zu ergänzen, die durch den blinden Fleck entsteht. Sehen wir dagegen nur mit einem Auge, wie in diesem Experiment, dann «erfindet» unser Gehirn kurzerhand Bildinformationen.

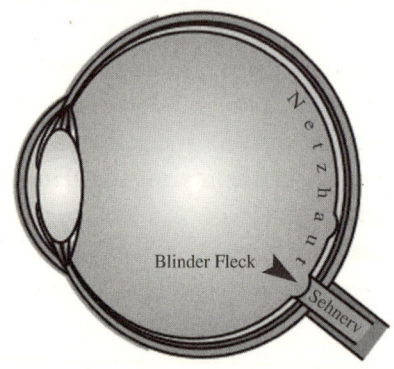

Geht man bei diesem Experiment nach der Anleitung vor, gerät das Bild des Elefanten irgendwann an die Stelle des blinden Flecks und wird von der Netzhaut nicht mehr aufgenommen. Unser Gehirn berechnet aus der umliegenden Bildinformation ein Füllsignal, und schon ist der Elefant nicht mehr zu sehen, sondern nur noch eine leere Fläche.

Um herauszufinden, was unser Gehirn bei der Berechnung der Füllwerte einbezieht, wollen wir uns Schritt für Schritt herantasten. Betrachten Sie bitte zunächst einmal die folgende vereinfachte Grafik und halten oder kneifen Sie dabei wieder Ihr linkes Auge zu. Fixieren Sie dann mit dem rechten Auge das Kreuz und finden Sie eine Position des Buches, in welcher der schwarze Punkt unsichtbar wird. Wichtig ist, dass Sie nicht bewusst auf den schwarzen Punkt blicken, sondern nur auf das Kreuz.

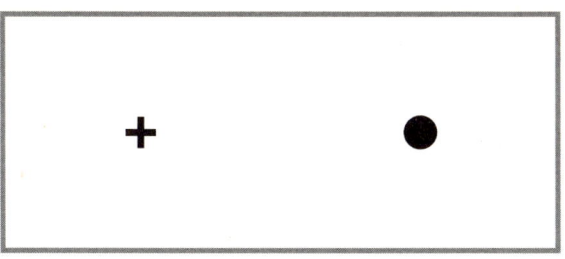

Wenn Sie es eben bei dem Elefanten hinbekommen haben, müsste es auch diesmal funktioniert haben. Da der Hintergrund der gesamten Grafik weiß ist, lässt sich noch nicht mit Sicherheit sagen, woher die Information stammt, aus der das Füllsignal berechnet wird.

Daher verändern wir den Versuchsaufbau ein wenig und gestalten den Hintergrund bei dem Punkt in einer anderen Farbe als bei dem Kreuz.

Bitte versuchen Sie nun noch einmal, den Punkt verschwinden zu lassen.

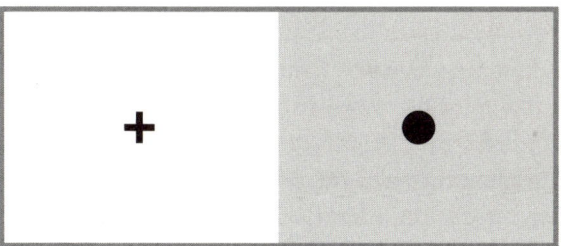

Auch jetzt sollte es funktioniert haben. Wir wissen inzwischen also, dass die Farbe aus der direkten Umgebung des blinden Flecks genommen wird, um die fehlende Bildinformation zu ergänzen.

Doch was passiert in der nächsten Abbildung?

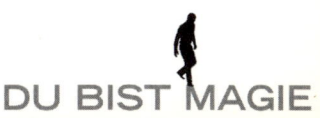

DU BIST MAGIE

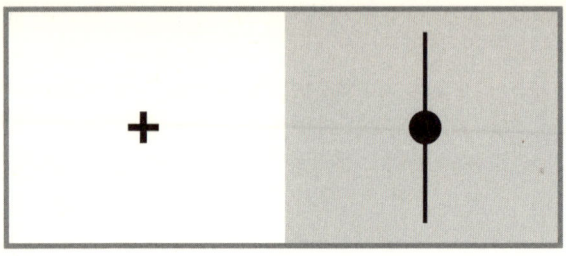

Auch das funktioniert. Der Punkt verschwindet, und die Linie wird virtuell ergänzt.

Nun schauen Sie bitte einmal hier:

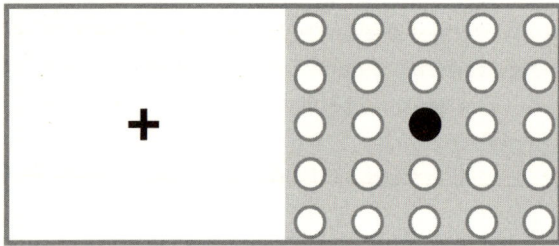

Selbst komplexe Muster kann unser Gehirn ergänzen, um fehlende Bildinformationen zu ersetzen. All das gewährt uns einen interessanten Einblick (im wahrsten Sinne des Wortes) in das, was unser Gehirn tut. Es ergänzt fehlende Elemente und ignoriert solche, die stören, wie zum Beispiel die Nichtinformation an der Stelle des blinden Flecks. So lassen wir uns also von unserem eigenen Gehirn über die Wirklichkeit täuschen.

Wie zu Beginn schon erwähnt, beruht der blinde Fleck darauf, dass die Nervenfasern, welche die Informationen der einzelnen Sehzellen weiterleiten, gebündelt aus dem Auge herausgeführt werden. Der Grund dafür klingt nach einer echten Fehlplanung: Die lichtempfindlichen Zellen in unserem Auge sind nicht an der Rückseite von außen mit den Nervenfasern verbunden, sondern an der Vorderseite von innen. Daher muss das Licht, das in unser Auge fällt, erst mehrere Schichten von

Blutgefäßen und Nervenzellen durchdringen, bis es auf die eigentlichen Sinneszellen trifft.

Das wäre so, als würden Sie bei einer Fernsehkamera das Videokabel nicht hinten, sondern vorn anschließen und es dann quer über die Kameralinse führen, um es mit dem Fernseher zu verbinden. Keine wirklich optimale Lösung.

Unsere Augen haben sich nach Ansicht der Wissenschaftler so entwickelt, da die Netzhaut mit den lichtempfindlichen Zellen aus einer Ausstülpung unseres Gehirns entstanden ist. Das Gehirngewebe wurde sozusagen umgebaut, wobei die bestehende, für den neuen Zweck allerdings nicht optimale «Verkabelung» erhalten geblieben ist. Bei anderen Lebewesen, wie zum Beispiel Tintenfischen, haben sich die Augen dagegen nicht aus Hirngewebe, sondern aus äußeren Gewebeschichten wie der Haut entwickelt. Durch die passendere Beschaffenheit des Ursprungsgewebes setzen die Nervenfasern bei ihnen an der Rückseite der Sehzellen an und verlaufen direkt zum Gehirn. Deshalb haben diese Tiere auch keinen blinden Fleck.

Da ich persönlich ganz froh bin, dass ich keine Tentakel, sondern Arme habe, gehe ich gern den Kompromiss mit dem blinden Fleck und der durch Schummelei geflickten Lücke in meinem Blickfeld ein. Immerhin hat unser Körper sich etwas einfallen lassen, damit uns dieser «Planungsfehler» nicht auffällt.

Dank des blinden Flecks können Sie im Gegensatz zum Tintenfisch auch im Alltag Spaß haben, wenn Sie in einem langweiligen Meeting oder Vortrag sitzen. Suchen Sie sich einfach ein «Opfer», das etwas entfernt steht oder sitzt, und blicken Sie in dessen Richtung. Halten Sie dann den linken, nach oben ausgestreckten Daumen auf Augenhöhe links vor sich, sodass er sich optisch links neben dem Kopf der Person befindet, zu der Sie schauen. Kneifen Sie das linke Auge zu und fixieren Sie mit dem rechten Ihren Daumen. Jetzt spielen Sie ein bisschen mit der Position des Daumens herum, während Sie ihn

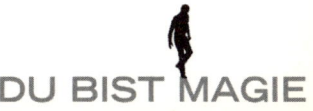

DU BIST MAGIE

die ganze Zeit im Blick behalten, bis irgendwann der Kopf der betrachteten Person für Sie unsichtbar ist.

Sie können anstelle Ihres Fingers auch einen Punkt links von der Person mit dem rechten Auge anpeilen und dann durch die Positionierung Ihres Kopfes das Wunder geschehen lassen.

Die Idee stammt übrigens aus dem 17. Jahrhundert, als man sich bei Hofe mit dieser Spielerei die Zeit vertrieb und so den Kopf des einen oder anderen langweiligen Redners verschwinden ließ. Ich lade Sie herzlich ein, einen meiner Vorträge zu besuchen und es auszuprobieren. Obwohl – die sind ja gar nicht langweilig ...

DIE SHOW

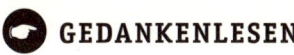 **GEDANKENLESEN**

Es ist so weit, ich werde Ihnen nun verraten, wie Sie andere Menschen damit verblüffen können, dass Sie scheinbar in der Lage sind, Gedanken zu lesen.

Bitten Sie die Person, deren Gedanken Sie lesen möchten, sich hinzusetzen und zu entspannen. Geben Sie dem Probanden in jede Hand eine Münze von unterschiedlichem Wert, etwa ein Zehncentstück in die linke und eine Eineuromünze in die rechte Hand. Dabei spielt es keine Rolle, ob die Geldstücke von Ihnen stammen oder geliehen sind. Die Person soll nun die Hände zu Fäusten ballen, die Münzen locker umschließen und beide Fäuste auf die Oberschenkel legen.

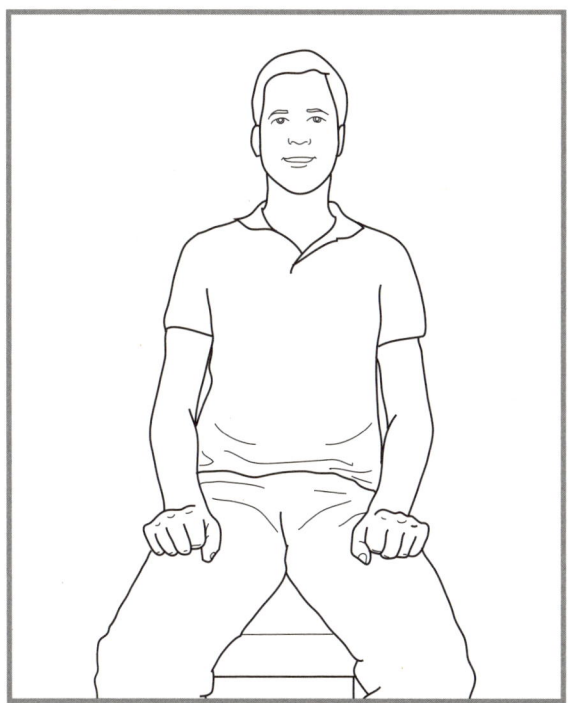

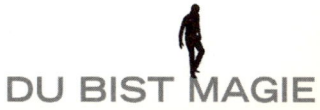
DU BIST MAGIE

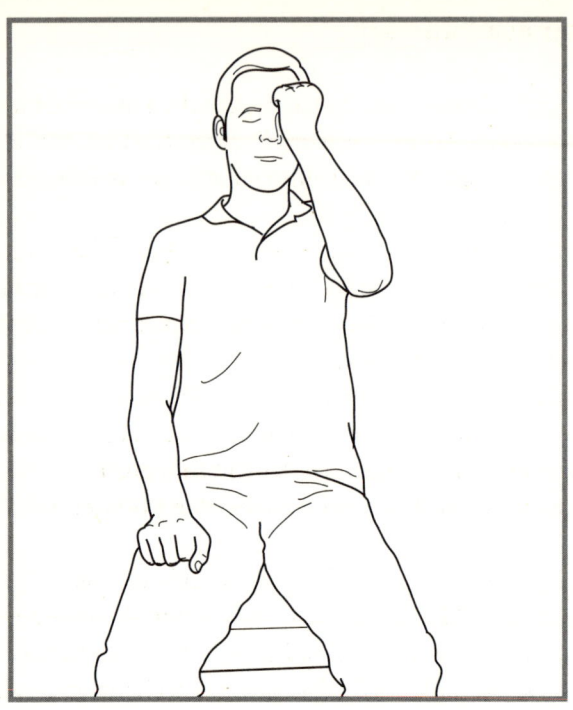

Nun kündigen Sie an, sich gleich so wegzudrehen, dass Sie nicht mehr sehen können, was Ihr Proband tut. Er soll sich dann auf eines der Geldstücke konzentrieren, indem er die entsprechende Faust an die Stirn hält, sich die darin befindliche Münze möglichst intensiv vorstellt und in Gedanken langsam bis 20 zählt.

Wenn er bei 20 angekommen ist, soll er die Faust zurück auf den Oberschenkel legen, damit er wieder so dasitzt wie zu Beginn des Experiments, und Ihnen Bescheid geben.

Auf sein Kommando hin drehen Sie sich um, schauen ihn kurz mystisch an und wissen sofort, an welche Münze er gedacht hat.

Wie das geht? Lesen Sie es auf der nächsten Seite.

Hinter den Kulissen

An welche Münze Ihr Proband gedacht hat, erkennen Sie daran, dass die Hand, die er an die Stirn gehalten hat, blasser ist als die andere, die die ganze Zeit auf seinem Oberschenkel lag.

Da Sie sich am Anfang gemerkt haben, in welcher Hand welche Münze war, können Sie nun nach möglichst magischem Brimborium dramatisch den Wert der Münze nennen, der sich in der blassen Hand befindet.

Schauen Sie dabei nicht allzu offensichtlich auf die Hände, sondern tun Sie besser so, als könnten Sie es in seinen Augen lesen, dann entlarvt er den Trick nicht so schnell.

Aber wieso ist denn nun die eine Hand blasser als die andere?

Normalerweise halten wir unsere Hände auf Herzhöhe oder darunter. Das Blut darin fließt also normalerweise abwärts, woran auch unser Blutkreislauf gewöhnt ist. Der Druck reicht aus, um selbst die feinsten Kapillaren in den Fingern zu durchbluten. Heben wir nun einen Arm nach oben, muss das Blut gegen die Schwerkraft fließen, und durch den größeren Widerstand reicht der Druck nicht mehr aus, um die Hand wie zuvor mit Blut zu versorgen. Sie ist schlechter durchblutet und deshalb blasser als die andere, gut durchblutete, die auf dem Oberschenkel liegt.

Gefährlich ist das Hochhalten des Armes trotzdem nicht, denn unser Körper reagiert schnell auf neue Situationen und sorgt dafür, dass alle Regionen ausreichend versorgt werden. Das Blut wird immer dort am dringendsten gebraucht, wo der Sauerstoffbedarf am höchsten ist. Um diesen schnell genug zu decken, werden jene Arterien am stärksten erweitert, die zu den unterversorgten Geweben und Organen führen. Bei etwaigem Sauerstoffmangel wird gleichzeitig unsere Atmung schneller, damit unser roter Lebenssaft mit mehr Sauerstoff angereichert wird, und auch das Herz legt einen Gang zu, damit das Blut

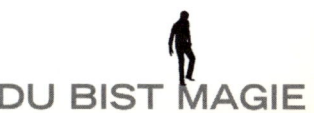

DU BIST MAGIE

schneller durch unseren Körper zirkuliert. Das Streckennetz unserer Blutbahnen ist übrigens ganz schön umfangreich und ergibt zusammengenommen je nach Körpergröße eine Länge von bis zu 160 000 Kilometern. Damit könnte man viermal die Welt umrunden.

Genauso verfügt unser Körper über ein Notprogramm, das den Blutdruck in bestimmten Situationen senkt, was unter anderem bei blutenden Verletzungen sehr sinnvoll ist. Durch den geringeren Druck tritt weniger Blut an der Wunde aus, und der Körper gewinnt wertvolle Zeit, um die offene Verletzung durch Blutgerinnung zu schließen und so ein Verbluten zu verhindern.

Ganz schön faszinierend, welche überlebenswichtigen Extras unser Organismus serienmäßig eingebaut hat.

Bei manchen Menschen ist dieses Schutzsystem allerdings so sensibel, dass schon bei einem kleinen Kratzer oder ein paar Tropfen fremden Blutes der Blutdruck so stark absinkt, dass sie ohnmächtig werden. Aber immerhin ist es besser, einmal zu früh das Notprogramm zu starten als gar nicht.

Eine wichtige Erkenntnis aus dem Anfangsexperiment ist, dass wir mit bloßem Auge erkennen können, wie unterschiedlich die Körperteile bei einem anderen Menschen durchblutet sind. Diese Fähigkeit, die wir hier für eine unterhaltsame Spielerei benutzt haben, ist durchaus von großer Bedeutung, denn sie hat sich im Lauf der Evolution entwickelt, damit wir erkennen können, wie es emotional und gesundheitlich um unser Gegenüber bestellt ist.

Zu dieser Erkenntnis kamen vor wenigen Jahren die Evolutionsforscher Mark Changizi, Qiong Zhang und Shinsuke Shimojo, die herausfinden wollten, warum wir Menschen farbig sehen können. Die bisherige Theorie lautete, dass das Farbsehen uns und den uns verwandten Primaten ermöglicht, reife Früchte im grünen Dickicht zu entdecken oder frische, essbare Blätter an ihrem speziellen Grünton zu erkennen. Was für die Wissenschaftler dagegensprach: Nicht alle Primaten, die sich von Früchten ernähren, können auch farbig sehen. Das vermögen nur Affenarten mit nackten, unbehaarten Flächen im Gesicht, während komplett behaarte Primaten dagegen nur Grautöne erkennen. Changizi und sein Team forschten weiter, um herauszufinden, was unsere unbehaarte Gesichtshaut und die anderer Affenarten mit der Fähigkeit zu tun haben könnten, ein so großes Spektrum an Farben unterscheiden zu können.

Nun schauen Sie sich bitte kurz das Cover dieses Buches an. Wie würden Sie die Farbgebung beschreiben? Wahrscheinlich werden Sie Grün, Schwarz und Weiß aufzählen, ohne die Farbe meines Gesichts speziell zu erwähnen. So unauffällig und «unsichtbar» ist die gewöhnliche Hautfarbe also für uns. Forscher fanden heraus, dass das auch gut so ist, denn dadurch fallen uns Veränderungen am Hautton umso deutlicher auf. Wir sehen, wenn jemand vor Scham errötet oder vor Wut einen knallroten Kopf bekommt, wenn er blass wird vor Schreck oder Kälte oder lila anläuft, weil er keine Luft mehr bekommt, wenn er grün im Gesicht wird vor Übelkeit oder nach einem harten Stoß einen blauen Fleck davonträgt. Unsere Haut kann ein ganzes Spektrum an Farbtönen annehmen, wofür zwei Faktoren verantwortlich sind: die Blutmenge und der Sauerstoffgehalt des Blutes.

Wenn die Haut nur wenig durchblutet ist, erscheint sie gelblich. Drücken Sie einfach mal fest mit dem Daumen auf die Handfläche Ihrer anderen Hand und nehmen den Daumen dann weg. Sie werden sehen, dass die Stelle, auf die Sie den Finger gepresst haben, für einen Moment gelblich erscheint, bevor das Blut wieder dorthin zurückströmt.

Bei höherer Blutkonzentration erscheint die Haut dagegen blau, was vor allem an den Venen gut zu erkennen ist. Wenn Sie sich Ihren Unterarm anschauen, werden Sie feststellen, dass die Adern bläulich schimmern. Der leichte Grünstich liegt an dem reduzierten Sauerstoffgehalt des verbrauchten Blutes, das durch die Venen zurück zur Lunge fließt.

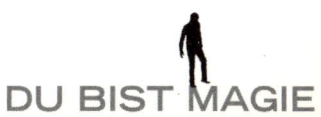

Eine höhere Blutkonzentration können Sie auch künstlich hervorrufen, indem Sie eines Ihrer Handgelenke mit der anderen Hand fest umschließen. Nach ungefähr einer Minute wird die abgeschnürte Hand blau anlaufen, da das Blut nicht mehr abfließen kann. Das Blau wird einen leichten Rotstich haben, da das gestaute Blut einen höheren Sauerstoffgehalt aufweist als das in den Venen.

Der Sauerstoffgehalt des Blutes entscheidet also, ob die Haut eher grünlich oder rötlich erscheint, was auch deutlich bei Menschen mit Blutarmut zu erkennen ist, deren Haut einen leicht grünlichen Ton hat, da ihr Blut sauerstoffarm ist.

Durch die unterschiedlichen Mischungsverhältnisse von Blutmenge und dessen Sauerstoffgehalt ergeben sich also unzählige Farbnuancen, was der Haut eine große Signalwirkung verleiht. Dank unserer Fähigkeit, diese Farben zu sehen, so die Erkenntnis der Evolutionsforscher, sind wir in der Lage, zu erkennen, wie es dem anderen geht, und können entsprechend darauf reagieren.

Das kann im Einzelfall überlebenswichtig sein. Eine Mutter, die sieht, dass ihr Neugeborenes lila anläuft, weiß sofort intuitiv, dass ihr Kind nicht genug Luft bekommt, und kann entsprechend reagieren, um ihm das Leben zu retten. Ärzte erhalten ebenfalls wichtige Informationen über den Zustand eines Patienten allein durch die Beurteilung der Hautfarbe. Untersuchungen haben bestätigt, dass farbenblinde Mediziner es in einigen Fällen schwerer haben, Diagnosen zu stellen, da sie symptomatische Hautverfärbungen nicht erkennen können.

Im Alltag hilft uns das Farbsehen, Zustände anderer zu erkennen. Wir merken zum Beispiel sofort, dass jemand erschrocken ist, wenn er als Folge verengter Blutgefäße (gelblich) blass wird. Rötliche, sauerstoffreich durchblutete Haut dagegen zeigt uns, dass unser Gegenüber sich bester Gesundheit erfreut.

Diese archetypische Signalwirkung nutzen Frauen auch beim Schminken, indem sie sich gesünder aussehen lassen durch rotgeschminkte Wangen und Lippen.

Das alles hat Mark Changizi und sein Team zu der Schlussfolgerung gebracht, dass unsere Fähigkeit, Farben sehen zu können, sich einzig und allein deshalb entwickelt hat, weil es für uns im Umgang mit unseren Artgenossen sehr hilfreich ist. Dass wir auch unsere Umwelt bunt sehen, ist dabei nur ein Nebeneffekt.

Stellen Sie sich vor, eines Tages würden uns Außerirdische besuchen, die zwar nett, aber farbenblind sind. Diese Wesen würden sich fragen, woher wir so genau wissen, wie es unseren Mitmenschen geht, ohne dass diese es uns sagen oder über ihre Mimik oder Gestik mitteilen. Ihre Schlussfolgerung wäre bestimmt, dass wir Gedanken lesen können. Und in gewisser Weise stimmt das ja auch ...

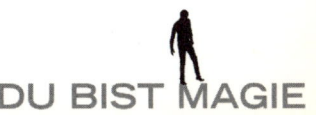

Halten Sie einen Bleistift oder Kugelschreiber so in der Hand, dass die Unterseite Ihres gestreckten Zeigefingers den Stift so wie auf der Zeichnung über die ganze Länge berührt. Jetzt fahren Sie mit Daumen und Zeigefinger der anderen Hand gleichzeitig über den Finger und den Stift. Achten Sie dabei darauf, dass der Zeigefinger nur den Stift berührt und der Daumen nur den ausgestreckten Finger.

Sie werden das Gefühl haben, dass der ausgestreckte Zeigefinger an der Unterseite taub und ohne Gefühl ist.

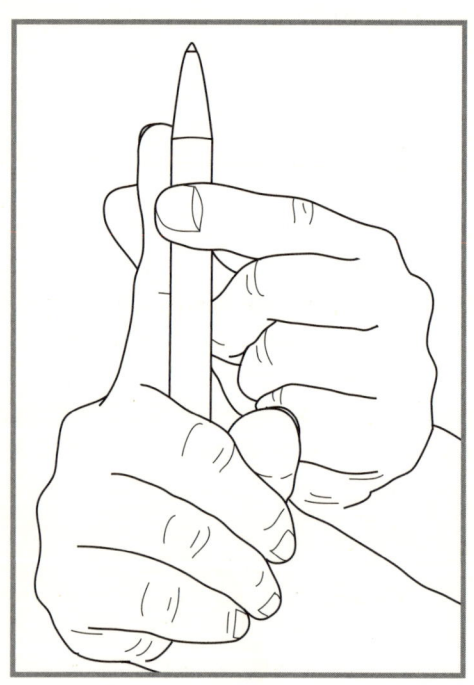

Noch verblüffender wird das Experiment, wenn Sie es mit einem Partner machen. Verschränken Sie eine Ihrer Hände mit der Hand des anderen so, als wollten Sie beten. Dann strecken

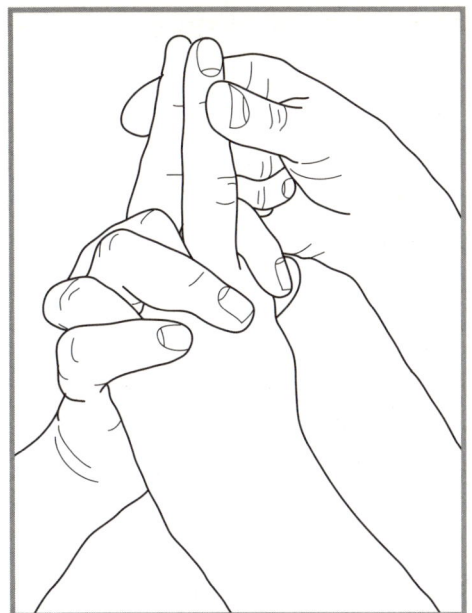

Sie beide den Mittelfinger aus, sodass sich die Unterseiten über die gesamte Länge berühren.

Anschließend fahren Sie mit Daumen und Zeigefinger Ihrer anderen Hand über die beiden ausgestreckten Finger.

Sie werden es noch deutlicher als in dem Experiment mit dem Stift so empfinden, als wäre die Hälfte Ihres eigenen Mittelfingers taub. Selbst mit geöffneten Augen funktioniert diese Illusion.

Hinter den Kulissen

Wenn wir uns selbst berühren, nehmen wir das auf zwei Arten wahr: Zum einen spüren wir die Berührung an der Stelle, die betastet wird, und zum anderen ertasten wir die Stelle, die wir berühren. Wir können dabei subjektiv steuern, welchen Aspekt wir mehr wahrnehmen. Probieren Sie es ruhig mal aus,

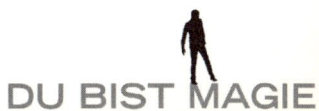

während Sie diese Zeilen lesen. Dazu legen Sie einfach die Spitzen Ihrer Mittelfinger aufeinander, und je nachdem, auf welchen der beiden Finger Sie sich konzentrieren, werden Sie die Berührung anders empfinden. Noch deutlicher wird es, wenn sich der Finger, dem Sie die Rolle des Kundschafters geben, langsam bewegt, also ein Finger den anderen abtastet.

Diese bewusste Konzentration auf einzelne Aspekte der Berührung verschiedener Körperteile funktioniert auch, wenn Sie mit einer Fingerspitze über Ihre Lippen oder Zungenspitze fahren oder mit der Zungenspitze Ihre Oberlippe ertasten. Dabei können Sie, je nach Fokus, abwechselnd die Glätte der Lippe oder die Rauheit der Zungenspitze fühlen.

Bei unserem Experiment tricksen Sie diesen Mechanismus aus. Durch die Haltung Ihrer beiden Hände analysiert Ihr Gehirn, dass Sie sich selbst abtasten. Die Tastrezeptoren in den Fingern, die am anderen Finger und dem Stift entlangfahren, melden Folgendes an Ihr Gehirn: «Länglicher Gegenstand, oben Haut und unten glattes, lebloses Material.» Die Rezeptoren in dem betasteten Finger senden gleichzeitig: «Berührung des Fingers an der Oberseite, unten keine Berührung.»

Aus beiden Informationen generiert unser Denkapparat dann die Logikkette: «Wenn ich meinen eigenen Finger an der Ober- und der Unterseite abtaste, der Finger die Berührung jedoch nur an der Oberseite spürt, dann stimmt etwas mit den Rezeptoren an der Unterseite nicht. Der Finger ist also zur Hälfte taub.»

Die Variante des Experiments, bei der Sie anstelle des Stifts den Finger einer anderen Person entlangfahren, ist deshalb noch verblüffender, da beide abtastende Finger Haut spüren.

Besonders faszinierend an diesem Experiment ist die Tatsache, dass wir uns mit der Berührung selbst täuschen können, obwohl wir mit den Augen genau verfolgen, was vor sich geht.

Nur zur Sicherheit: Wenn Sie unabhängig von diesem Experiment ein Taubheitsgefühl in den Fingern oder anderen Gliedmaßen verspüren, dann sollten Sie in jedem Fall zu einem

Arzt gehen. Dabei handelt es sich nicht nur um eine Sinnestäuschung, sondern eine Störung der Nerven oder mangelnde Durchblutung, und das kann viele Ursachen haben.

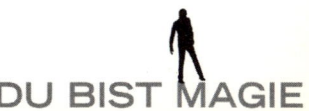

DU BIST MAGIE

⬤ METAMORPHOSE EINES APFELS IN EINE BIRNE

Dieses Experiment können Sie allein durchführen, spannender ist es aber, wenn Sie es mit ahnungslosen Freunden machen.

Sie brauchen dazu nichts weiter als einen Apfel und eine Birne, die Sie in mundgerechte Stücke zerschneiden. Bitten Sie Ihr «Versuchskaninchen», die Augen zu schließen, oder, wenn Sie auf Nummer sicher gehen wollen, verbinden Sie ihm die Augen. Die Aufgabe des Probanden besteht darin, das Obst am Geschmack zu erkennen.

Und jetzt kommt der Trick: Während Sie ihm ein Stück Apfel in den Mund stecken, halten Sie ihm heimlich ein Stück Birne unter die Nase. Die Testperson wird daraufhin steif und fest behaupten, sie hätte ein Stück Birne im Mund.

Wenn Sie dieses Experiment mit sich selbst durchführen, werden Sie von dem Geschmackserlebnis überrascht sein, obwohl Sie genau wissen, was passiert.

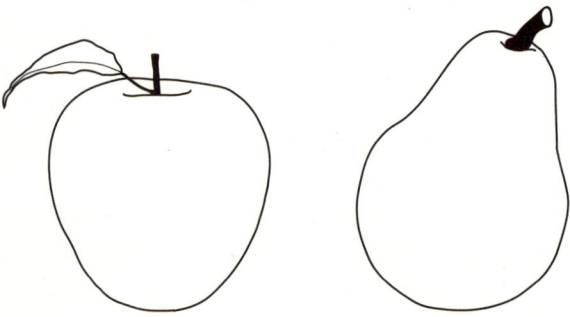

Hinter den Kulissen

Nur ein kleiner Teil unserer Geschmackswahrnehmung basiert auf den Geschmacksknospen, die sich vor allem auf der Zunge, aber auch in anderen Teilen des Mundraums befinden. Beim

Kauen und Hin- und Herbewegen der Speisen im Mund gelangen die Duftstoffe der Nahrung über den Rachen, also sozusagen durch den Hintereingang, in die Nase. Genau diese Gerüche sind entscheidend für unser Geschmacksempfinden, da unsere Nase für die Empfindung des Aromas hauptverantwortlich ist.

Wenn nun wie in unserem Experiment die Nase von außen mit der intensiver riechenden Birne stimuliert wird, überdeckt dieser Geruch den Geschmack und das geringere Aroma des Apfels im Mund.

Bei einem ähnlichen Experiment haben Forscher Testpersonen die Augen verbunden und ihnen eine Tasse mit heißem Wasser zu trinken gegeben, während gleichzeitig Kaffeeduft im Raum verströmt wurde. Sie ahnen schon, wie das Resultat lautet: Alle Teilnehmer waren davon überzeugt, frischgebrühten Kaffee zu trinken.

Wie wichtig die Nase beim Schmecken ist, wird uns immer dann bewusst, wenn wir erkältet sind, denn dann schmeckt alles nur noch fade, pappig und langweilig. Durch die geschwollene Nasenschleimhaut funktionieren die Millionen von Riechzellen nicht mehr richtig, und wir nehmen fast nur noch die Grundgeschmäcker (süß, sauer, salzig, bitter, umami und fettig) über die Geschmacksrezeptoren im Mund wahr. (Siehe auch *Geschmackszauber*, Seite 105.)

Deshalb schmeckt auch alles gleich, wenn Sie sich beim Probieren von verschiedenen Fruchtsäften die Nase zuhalten. Nicht zuletzt deswegen funktioniert auch der folgende Trick so gut, den uns schon unsere Mütter beigebracht haben: Müssen wir etwas ekelhaft Schmeckendes essen oder trinken, etwa eine Medizin, dann hilft es, die Nase dabei zuzuhalten. Dadurch isolieren Sie die Riechschleimhaut in der Nase und nehmen die unangenehmen Aromen der Medizin nicht wahr.

Dabei ist es wichtig, ein Glas mit Wasser oder einem anderen angenehmen Getränk bereitzustellen und es direkt nach Einnahme der ekelhaften Substanz zum Spülen zu trinken, noch

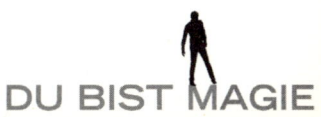

DU BIST MAGIE

während Sie sich die Nase zuhalten. Denn nach dem Schlucken, ohne zu spülen, behalten Sie Reste der Medizin im Mundraum, und sobald Sie die Hand von der Nase nehmen, können die Gerüche Ihre Riechzellen stören.

Sie haben bestimmt auch schon mal die Erfahrung gemacht, dass Pfefferminzkaugummi nach einer Weile immer mehr an Geschmack verliert. Messungen haben ergeben, dass das Minzaroma, das durch den Rachen in die Nase strömt, nur wenig abnimmt. Allerdings gewöhnen sich die Rezeptoren in der Nase mit der Zeit an den Geruch und nehmen ihn nicht mehr als etwas Besonderes wahr. Es gibt da einen Trick, um das Kaugummiaroma aufzufrischen: Sie trinken zwischendurch einen Schluck eines süßen Getränks wie Limonade oder Cola. Der enthaltene Zucker wirkt wie ein Weckruf auf das Gehirn, das daraufhin die «Pfefferminzsignale» der Riechzellen wieder deutlicher wahrnimmt.

Die Gewöhnung an einen andauernden Geruch ist auch der Grund, warum wir es selbst nicht merken, wenn wir Mundgeruch haben oder nach Knoblauch riechen. Da durch den Rachen unser Eigengeruch ständig von innen in die Nase steigt, nehmen wir ihn nicht wahr. Da hilft es nur, einen vertrauensvollen Mitmenschen um eine Schnüffelprobe zu bitten. Gegen unangenehmen Knoblauchgeruch hilft außerdem, wenn die Menschen um uns herum ebenfalls Knoblauch gegessen haben. Die Riechzellen der anderen sind dann ebenfalls gegen den typischen Knollengeruch abgestumpft, egal ob er von Ihnen selbst oder von einem anderen Menschen stammt.

Übrigens, die Einheit für die Stärke eines Geruchs heißt «Olf». Ein Olf ist die Geruchsstärke, die von einem Menschen mit 0,7 Duschbädern am Tag ausgeht, der eine sitzende Tätigkeit ausübt. Während ich diese Zeilen schreibe, sitze ich, und heute Morgen habe ich 1,0 Duschbäder genommen und mir zwischendurch auch ein paar Mal die Hände gewaschen. Demnach liege ich momentan vermutlich unter einem Olf.

Ein zwölfjähriges spielendes Kind dünstet dagegen zwei Olf

aus, ein starker Raucher schon 25 und ein Athlet direkt nach dem Sport 30 Olf. Vielleicht bürgert es sich ja irgendwann als charmante Möglichkeit ein, einem anderen Menschen mitzuteilen, dass er müffelt, indem man so was sagt wie: «Schatz, du liegst gerade über einem Olf.» Oder: «Ich schätze, du hast mindestens 29 Olf.»

Wobei die Höhe der Olfs nichts darüber aussagt, ob der Geruch angenehm ist oder nicht. Es geht dabei nur um die Stärke des Geruchs.

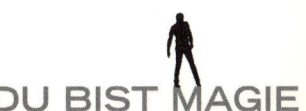

DU BIST MAGIE

◉ GELÖSCHTE ERINNERUNG

Nehmen Sie eine Eineuromünze und prägen Sie sich die Jahreszahl gut ein, die darauf eingraviert ist.

Jetzt halten Sie das Geldstück bitte zwischen beide Handflächen, sodass Sie die Münze nicht mehr sehen, aber noch spüren können.

Erinnern Sie sich bitte so genau wie möglich an den Moment, als Sie eben die Jahreszahl überprüft haben. Stellen Sie sich noch einmal vor, wie Ihre Augen über die Münze gewandert sind, auf der Suche nach der Zahl, und wie Sie diese schließlich gefunden haben.

Jetzt werde ich Ihre Erinnerung manipulieren.

3 – 2 – 1 › Sie wissen nicht mehr, in welche Richtung der Bundesadler blickt, der sich über der Jahreszahl befindet. Nach rechts? Nach links? Geradeaus?

Sie können nur raten, wirklich erinnern können Sie sich nicht.

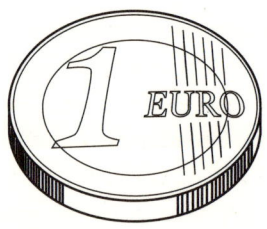

Hinter den Kulissen

Zuallererst: Der Adler schaut nach links. Aber das haben Sie sicher eben schon selbst überprüft. Dass Sie sich nicht an die Blickrichtung erinnern konnten, liegt nicht etwa an meinem «Zauber», sondern daran, dass Sie diese bei der Suche nach der Jahreszahl nicht bewusst wahrgenommen haben, obwohl

Sie den Adler betrachtet haben. Also gab es gar nichts zu vergessen, sondern vielmehr, nichts zu erinnern.

Es ist schon verblüffend: Wir bezahlen inzwischen seit fast einem Jahrzehnt mit dem Euro, haben die Münzen tagtäglich in der Hand, und trotzdem kennen wir nicht die Details. Sogar dann nicht, wenn wir uns die Münze, wie in unserem Experiment, näher ansehen. Oder könnten Sie auf Anhieb sagen, wie viele Sterne den Adler umkreisen? Wahrscheinlich nicht. Dabei haben Sie sich die Münze in den letzten Minuten mehrfach genauer angeschaut. Ihre Aufmerksamkeit galt aber jeweils einem speziellen Detail, und damit war Ihre Wahrnehmung extrem eingeschränkt. So eingeschränkt, dass Sie noch nicht mal die Dinge bewusst gesehen haben, die sich wenige Millimeter über der Jahreszahl oder um den Adler herum befinden. Um Ihnen das Zählen der Sterne zu ersparen: Es sind zwölf Stück.

Dieses Experiment zeigt, dass wir unsere Umwelt selektiv wahrnehmen, indem wir nur das abspeichern, was im jeweiligen Moment relevant ist. (Siehe auch *Geheimnisvolle Karte*, Seite 25.)

Angenommen, Sie blicken aus dem Fenster und sehen einen Baum. Ihr Gehirn registriert: «Kenne ich, das ist ein Baum.» Vielleicht nehmen Sie auch noch bewusst wahr, dass das Laub gerade braun wird oder der Baum anfängt zu blühen oder Ähnliches. Würde ich Sie jedoch danach fragen, wie viele Blätter und wie viele Äste er hat oder welche Form und verschiedene Farben die Blätter haben, könnten Sie mir diese Fragen sehr wahrscheinlich nicht beantworten, da es keine Rolle für Sie spielt. Was wir in unserem Umfeld wahrnehmen, hängt immer auch davon ab, was unser aktuelles Ziel oder Bedürfnis ist.

Nehmen wir mal an, Sie stehen am Straßenrand und beobachten den Verkehr, da Sie eine Lücke zwischen den fahrenden Autos abzupassen versuchen, um die Straße zu überqueren. Neben Ihnen steht eine andere Person, die den Verkehr ebenfalls beobachtet, weil sie nach einem Taxi Ausschau hält.

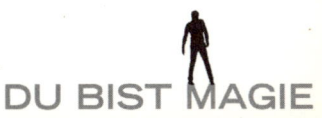

DU BIST MAGIE

Sie beide sehen genau dasselbe, aber jeder von Ihnen nimmt andere Details war. Ihnen werden keine Taxis auffallen und der Person neben Ihnen keine größeren Abstände zwischen den Autos. Wir sehen nun mal alle die Welt mit unterschiedlichen Augen.

Wie sehr unsere Wahrnehmung von dem abhängt, worauf wir uns konzentrieren, zeigt auch eine Studie des Wissenschaftlers Dr. Richard F. Haines, die er Anfang der 1990er Jahre für die NASA angefertigt hat. Professionelle Piloten hatten dabei die Aufgabe, in einem Flugsimulator bei schlechten Sichtbedingungen eine Landung durchzuführen. Es sollte ein «Headup Display» getestet werden, das heißt, in das Sichtfeld der Piloten projizierte man auf eine durchsichtige Scheibe zwei Balken, die den Abstand der Maschine zum Boden anzeigten, um die Orientierung zu unterstützen. Die Probanden konnten also gleichzeitig die Höhenanzeige sehen und das, was vor dem Flugzeug passierte.

Die Folgen der selektiven Fokussierung auf das Display waren deutlich: Zwei der elf Piloten übersahen ein großes Verkehrsflugzeug, das deutlich sichtbar und unmittelbar vor ihnen quer auf der Landebahn stand. Acht der Probanden bemerkten das Flugzeug erst, mehrere Sekunden nachdem es in ihr Blickfeld gekommen war, und nur ein Pilot reagierte sofort. Angeblich war einer der beiden Flugkapitäne, der das Hindernis komplett übersehen hatte, so schockiert von seinem eigenen Versagen, dass er unmittelbar nach dem Experiment den Dienst quittierte.

Genau diese Fokussierung der Aufmerksamkeit wird in der Zauberkunst oft benutzt, um geheime Trickhandlungen «unsichtbar» zu machen. Der Magier lenkt nicht die Zuschauer ab, wie gern behauptet wird, sondern deren Aufmerksamkeit um – und zwar auf die Dinge, die sie sehen sollen. Wird es professionell gemacht, nimmt das Publikum nichts wahr, was parallel geschehen und das Trickgeheimnis aufdecken könnte.

Neuen und ungewöhnlichen Dingen schenken wir dagegen unser volles Interesse und nehmen sie bewusst und umfassend wahr. Schließlich könnten sie eine Bedrohung darstellen, vor der wir uns schützen müssen, oder nützlich sein. Zum Beispiel wird ein attraktiver Mensch stets unsere Aufmerksamkeit bekommen, da er ein potenzieller Fortpflanzungspartner für uns sein könnte.

Das Neue vergleichen wir mit unseren Erfahrungen und sortieren es dementsprechend in unserem mentalen Ablagesystem ein. Dadurch ist es bald schon nicht mehr neu und wird künftig unsere Aufmerksamkeit nicht wecken.

Auch der Euro war in den ersten Wochen nach seiner Einführung ein Hingucker, denn wir mussten uns erst an die neue Währung gewöhnen und genauer hinschauen, um beim Bezahlen die passenden Münzen zu finden. Heute blicken wir dagegen nur noch oberflächlich ins Portemonnaie, denn der Euro gehört inzwischen zum Alltag, und wir meinen die Münzen zu kennen. Das Experiment hat aber gezeigt, dass wir über das Aussehen der Euromünzen nur zum Teil Bescheid wissen – eben genauso viel wie nötig, um die Geldstücke unterscheiden zu können. Denn beim Bezahlen spielt es für uns keine Rolle, wohin der Adler blickt oder wie viele Sterne eingraviert sind. Ein Münzsammler wird diese Details vermutlich alle kennen, da sein Fokus ein anderer ist.

Bei Dingen, dir wir jeden Tag tun, fallen uns keine Details mehr auf, da sie Routine geworden sind. Könnten Sie sich nach der Ankunft an Ihrer Arbeitsstelle noch an alles erinnern, was Sie unterwegs gesehen haben? Wahrscheinlich nicht. Es sei denn, es ist etwas Ungewöhnliches passiert. Zum Beispiel, dass Sie rechts ranfahren mussten, um einem Löschzug der Feuerwehr Platz zu machen. Oder Sie haben an der Ampel im Nachbarauto einen alten Bekannten gesehen und ihm gewunken. Zu Ihrer Beruhigung: Das ist vollkommen normal, denn unser Gehirn ist dafür gemacht, genau so zu funktionieren. Alles Un-

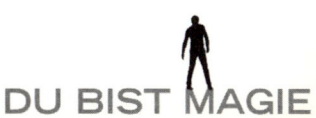

DU BIST MAGIE

wichtige wird herausgefiltert, alles Wiederkehrende und All-
tägliche so gut wie möglich automatisiert. Dadurch bestehen
für unser Bewusstsein die nötigen Kapazitäten, um auf Ungewöhnliches, Unvorhergesehenes und Wichtiges reagieren zu
können.

In den letzten Jahren haben sich Psychologen immer intensiver mit der Frage beschäftigt, welchen Unterschied es macht,
wenn wir diesen Autopiloten, der unsere Wahrnehmung so
sehr einschränkt, bewusst abschalten. Sie prägten den Begriff
der «Achtsamkeit», womit die Fähigkeit gemeint ist, seine
Aufmerksamkeit auf die Gegenwart zu richten, statt im Auto-
matikmodus zu denken und zu handeln.

Die Ergebnisse waren erstaunlich: Menschen, die achtsamer
durchs Leben gehen, halten sich selbst für glücklicher als
jene, die unbewusst im Alltagstrott leben. Der Grund für das
höhere Glücksgefühl ist einleuchtend: Nehmen wir die Dinge
um uns herum bewusster wahr, dann entdecken wir auch mehr
Möglichkeiten, und damit haben wir mehr Chancen, unseren
Zielen näher zu kommen.

Auch Sie können Ihr Gehirn aufwecken, indem Sie das All-
tägliche neu entdecken. Versuchen Sie einmal die Dinge so
zu sehen, als hätten Sie diese noch nie wahrgenommen, und
seien Sie neugierig auf das, was Sie schon kennen. Für mich
war es allein schon überraschend, durch eine Einkaufsstraße
zu laufen, die ich schon viele Jahre kenne, und dabei mal darauf
zu achten, wie die Etagen über den Geschäften im Erdgeschoss
aussehen. Durch den Alltagstrott und die Fokussierung auf das
Thema «Einkaufen» hatte ich zuvor immer nur in die Schau-
fenster geguckt. Als ich mich dagegen auf die oberen Stock-
werke konzentrierte, war es fast so, als wäre ich noch nie in
dieser Straße gewesen. Ich entdeckte wunderschöne Fassaden,
Fahnen, die aus Fenstern hingen, vor Pflanzen überquellende
Dachterrassen und vieles mehr.

Oder sprechen Sie mit Ihren Kollegen mal über ganz andere
Themen als sonst. Was sind die Traumberufe der Menschen,

mit denen Sie jeden Tag zu tun haben? Was sind ihre Leibgerichte, und welche Erinnerungen verbinden sie damit? Bei welchem Buch oder Film haben sie das letzte Mal besonders viel gelacht, oder was hat sie zuletzt zu Tränen gerührt? Ich wette, Sie werden Ihre Kollegen, die Sie ganz gut zu kennen glaubten, mit völlig anderen Augen sehen.

Die Harvard-Professorin für Psychologie, Ellen J. Langer, beschreibt ein Experiment, bei dem sie erfahrene Verkäufer gebeten hatte, ihre über die Jahre eingefahrene selektive Wahrnehmung bewusst durch eine erhöhte Achtsamkeit zu ersetzen. Anstatt bewährte Verkaufsargumente abzuspulen und die Kunden unbewusst in Raster einzusortieren und entsprechend zu behandeln, sollten sie versuchen, die Produkte neu zu entdecken und sich für jeden Kunden ganz speziell zu interessieren.

Anschließend bat sie die Kunden, die Verkäufer zu beurteilen. Das Ergebnis war eindeutig. Durch das bewusste Umschalten von selektiver, automatisierter Wahrnehmung auf einen achtsamen Umgang mit Produkten und Kunden empfanden sie die Verkäufer als charismatischer, kompetenter und überzeugender. Die Kunden kauften daraufhin mehr und waren zufriedener.

Wenn Sie wahre Experten in Sachen Achtsamkeit suchen, dann halten Sie sich an kleine Kinder. Da sie die Welt gerade erst entdecken, bringen sie uns durch ihre Fragen dazu, genauer oder anders hinzusehen.

«Du, warum sind da zwölf Sterne auf der Euromünze?»

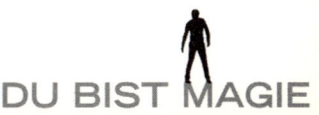

DU BIST MAGIE

Nehmen Sie bitte einen Stift und schreiben Sie mit Ihrer gewohnten Schreibhand auf ein Blatt Papier den Namen der Straße, in der Sie wohnen. Tun Sie es allerdings in Spiegelschrift, also von rechts nach links, und stoppen Sie dabei die Zeit. Halten Sie dann das Blatt vor einen Spiegel und überprüfen Sie, ob Sie alle Buchstaben richtig «gespiegelt» haben.

Jetzt drehen Sie bitte das benutzte Papier um oder legen es weg, sodass Sie nicht mehr sehen können, was Sie geschrieben haben. Nehmen Sie ein neues Blatt und schreiben Sie noch einmal den Straßennamen in Spiegelschrift, diesmal jedoch mit der anderen Hand. Achten Sie wieder auf die Zeit und kontrollieren Sie nachher im Spiegel, ob Sie alle Buchstaben richtig geschrieben haben.

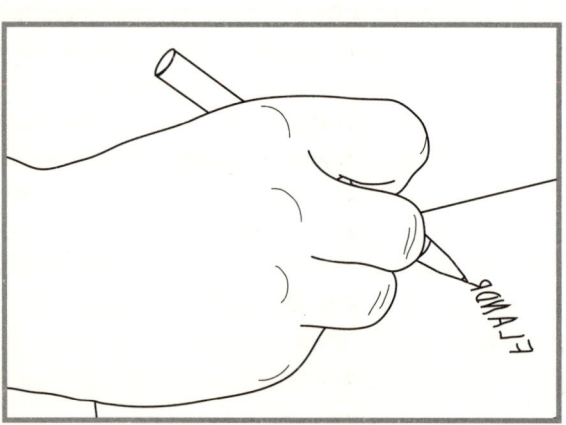

Sie werden überrascht sein, wie viel schneller und fehlerfreier Sie mit der Hand Spiegelschrift schreiben können, mit der Sie sonst nicht schreiben.

Hinter den Kulissen

Eine abschließende Erklärung für dieses Phänomen kann die Wissenschaft noch nicht liefern, allerdings gibt es eine Theorie, laut der wir Bilder in unseren Hirnhälften spiegelbildlich speichern. Das heißt, jedes Schriftzeichen, das in der linken Hirnhälfte gespeichert ist, welche die rechte Hand steuert, ist spiegelbildlich in der rechten Hemisphäre abgelegt, welche die linke Hand steuert – und umgekehrt.

Dieses Phänomen erlaubt Ihnen sogar, mit einer Hand in normaler Schrift und gleichzeitig mit der anderen Hand dieselben Wörter in Spiegelschrift zu schreiben. Probieren Sie es einfach mal aus. Nehmen Sie in jede Hand einen Stift, setzen Sie beide nebeneinander in die Mitte des Papiers und schreiben Sie gleichzeitig von dem Startpunkt zu beiden Seiten. Es wird Ihnen mühelos gelingen. Dass die Schrift von der ungeübten Hand ein wenig krakelig aussieht, liegt ausschließlich an der fehlenden manuellen Fertigkeit, den Stift zu führen.

Sollte das gleichzeitige Schreiben bei Ihnen nicht so gut klappen, könnte es daran liegen, dass Sie noch zu bewusst darüber nachdenken, was Sie gerade schreiben. Versuchen Sie vielleicht, erst mal beidhändig zu zeichnen. Ein Schmetterling eignet sich als Motiv hervorragend, da er symmetrisch aufgebaut ist.

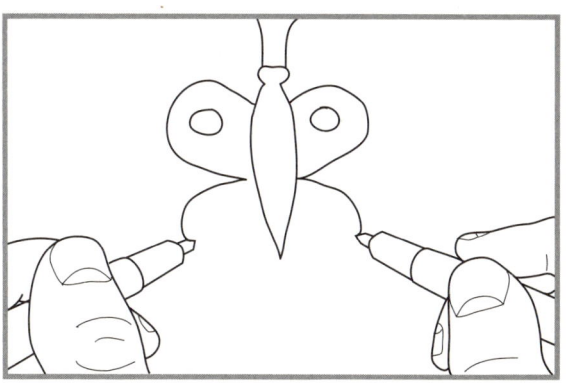

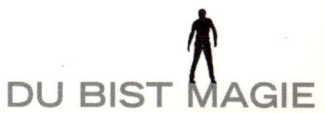

Auf rechts umgeschulte Linkshänder können oft besonders gut mit der linken Hand in Spiegelschrift schreiben und fühlen sich dabei meist auch viel wohler als beim linkshändigen Schreiben in normaler Schreibweise. Man spricht in diesem Zusammenhang vom «Leonardo-Phänomen», denn Leonardo da Vinci hat all seine wissenschaftlichen, technischen und anatomischen Studien in Spiegelschrift niedergeschrieben. Man vermutet, dass er ebenfalls ein umgeschulter Linkshänder war und seine Ideen und Erkenntnisse mit der linken Hand in Spiegelschrift zu Papier gebracht hat, da er auf diese Weise schneller und flüssiger schreiben konnte.

Manch ein umgeschulter Linkshänder ist erst als Erwachsener auf das «Leonardo-Phänomen» aufmerksam geworden und hat festgestellt, dass er sich viel leichter tut, mit der Linken in Spiegelschrift zu schreiben als mit der Rechten in herkömmlicher Weise. Die Umstellung auf Spiegelschrift führt teilweise sogar zu einer enormen Leistungssteigerung, und zwar nicht nur, was die Schreibgeschwindigkeit angeht, sondern auch das Tempo, in dem neue Inhalte aufgefasst und verarbeitet werden können, und das Maß der Konzentrationsfähigkeit betreffend.

Sollten Sie, liebe Leserin oder lieber Leser, auch ein umgeschulter Linkshänder sein, machen Sie es Leonardo da Vinci einfach nach und versuchen Sie es einmal mit der Spiegelschrift. Dazu noch ein Tipp: Es kann sein, dass Sie zwar angenehmer und flüssiger schreiben können, es Ihnen aber schwerfällt, die Spiegelschrift zu lesen. In dem Fall sollten Sie ein Kohle- oder Durchschlagpapier mit der abfärbenden Seite nach oben unter das Blatt legen, auf dem Sie schreiben. Dadurch haben Sie automatisch auf der Rückseite des Papiers Ihre Notizen in ungespiegelter Schrift.

LEBENDIGE PAPIERSCHLANGEN

Was Sie unten sehen, ist eine Ansammlung von zusammengerollten Schlangen. Leblose, gedruckte «Papierschlangen».

«Klar, dass die sich nicht bewegen, es handelt sich ja nur um Druckerschwärze auf Papier!», werden Sie jetzt vielleicht denken. Dann wird es Sie überraschen, dass diese Schlangen Verwandte haben, die zwar ähnlich aussehen, aber alles andere als leblos sind. Die seltsamen Wesen finden Sie auf der nächsten Seite.

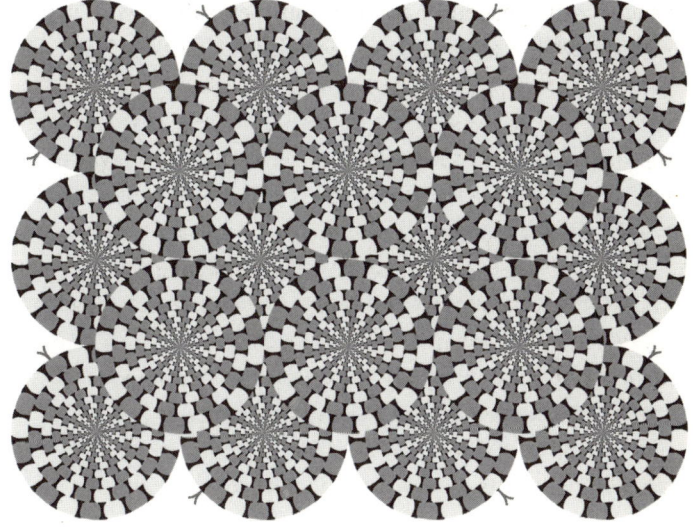

Die folgenden Schlangen scheinen genauso friedvoll zusammengerollt dazuliegen wie diese hier. Wenn Sie jedoch genau hinschauen, werden Sie bemerken, dass die Reptilien sich bewegen. Die Tiere sind sogar so clever, dass genau die Schlange, die Sie gerade betrachten, sofort stillhält, um Sie zu täuschen.

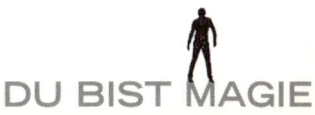

DU BIST MAGIE

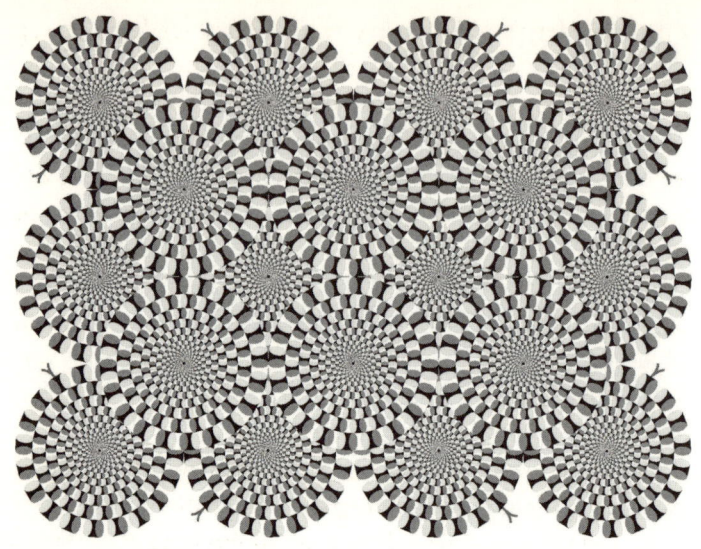

Hinter den Kulissen

Bei der Schlangenillusion des japanischen Psychologieprofessors Akiyoshi Kitaoka handelt es sich um eine klassische optische Täuschung. Die Erklärung für dieses Phänomen ist mindestens genauso spannend wie die Täuschung an sich:

Es geht hier im Kern nicht darum, dass wir eine Bewegung wahrnehmen, wo gar keine ist, sondern um die Mechanismen, die dafür sorgen, dass wir nicht ständig Bewegungen sehen, wo keine sind. Unsere Augen bewegen sich unaufhörlich, und auch unser Kopf und unser Körper sind fast unentwegt in Aktion. Das Gehirn ist demnach schwer damit beschäftigt, die Bilder zu analysieren, die unsere Augen liefern, und auseinanderzuhalten, welche Bewegungen von uns selbst stammen und welche tatsächlich in unserer Umwelt stattfinden.

Schließlich macht es einen Unterschied, ob ein Auto näher kommt, weil es auf einem Feldweg geparkt ist und wir darauf zulaufen, oder ob es auf uns zukommt, weil es auf dem Feldweg fährt, auf dem wir selbst stillstehen.

Bei unserem Experiment spielen kleinste Bewegungen eine Rolle, die dazu dienen, unsere Augen in einer bestimmten Position zu halten. Die Augenmuskeln machen immerzu minimale ausgleichende Bewegungen, damit wir das fixieren können, was wir gerade im Blick haben. Normalerweise benutzt unser Gehirn die Umgebung dessen, was wir anschauen, als Referenz, um festzustellen, ob die leichte Bewegung von unseren Augen oder von dem jeweiligen Objekt stammt. Erzeugen unsere Augen die Bewegung, gleicht unser Gehirn dies entsprechend aus, damit wir ein ruhiges Bild wahrnehmen.

Um diese Fixationsbewegungen bewusst wahrnehmen zu können, müssen wir nur eine Situation schaffen, in der sich ein Objekt vor einem gleichförmigen Hintergrund ohne Struktur befindet. In dem Fall hat unser Gehirn keinen Bezugspunkt mehr, um die unbewussten Augenbewegungen als solche zu erkennen und sie aus der optischen Wahrnehmung herauszurechnen.

Sie benötigen dazu eine Zigarette, ein Feuerzeug oder Streichhölzer, einen Aschenbecher und einen Raum, den Sie komplett verdunkeln können. Legen Sie die brennende Zigarette in den Aschenbecher an einem Ende des Raumes, sodass die Glut auf Sie zeigt. Das Glimmen hat genau die richtige Hel-

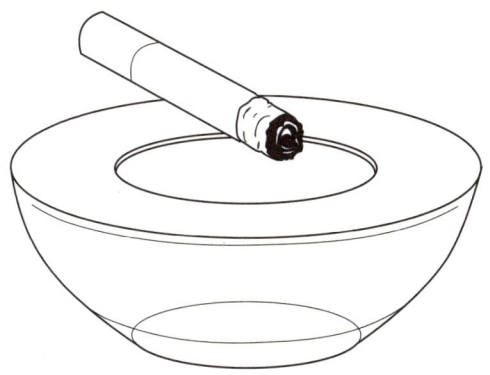

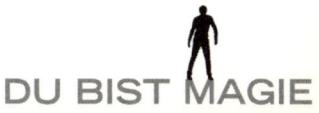

DU BIST MAGIE

ligkeit, um nachher im Dunkeln gut erkennbar zu sein und trotzdem nicht die Umgebung zu beleuchten, die ansonsten als Referenz dienen könnte. Verdunkeln Sie nun den Raum komplett und stellen Sie sich in möglichst großem Abstand zu dem Aschenbecher mit Blick auf die glimmende Zigarette hin. Sie sollten nichts anderes mehr sehen können als die Glut, also auch nicht den Tisch, den Aschenbecher oder Dinge, die der Schein der Glut erhellen könnte.

Nach kurzer Zeit werden Sie das Gefühl haben, dass sich der helle Punkt von allein leicht hin und her bewegt. Diese Bewegung ist das Resultat der Fixationsbewegungen Ihrer Augen, die Ihr Gehirn nicht als solche erkennen kann, da es durch die komplett schwarze Umgebung keinen Bezugspunkt hat. Man spricht hierbei vom «autokinetischen Effekt».

Davon sind unter anderem Piloten bei Nachtflügen betroffen, wenn sie in einem ansonsten schwarzen Umfeld die Bedeutung einzelner Lichtpunkte interpretieren müssen. Durch den autokinetischen Effekt kann ein Stern oder ein statisches Licht am ansonsten dunklen Boden so aussehen, als wäre es eine sich bewegende Lichtquelle. Das kann bei den Piloten die Illusion hervorrufen, es handle sich um die Positionslampe eines anderen Flugzeugs, das sich auf Kollisionskurs befindet. Die Folge können gefährliche und unnötige Ausweichmanöver sein, in dem Glauben, einen Zusammenstoß verhindern zu müssen.

Wenn Sie das Experiment mit der Zigarette mit einer anderen Person machen, können Sie noch einen Schritt weitergehen. Wir Menschen lassen uns nun mal durch Suggestionen beeinflussen, deshalb haben Sie es auch in der Hand, welche Bewegungen der andere wahrnimmt. Sagen Sie zum Beispiel: «Sieh mal, die Glut macht Kreise!», oder: «Wow, jetzt schwingt sie hin und her!», dementsprechend wird die andere Person die Bewegung wahrnehmen.

Unsere Augen vollführen also ständig winzige Bewegungen, und unsere grauen Zellen nutzen die Struktur in der Umgebung dessen, was wir sehen, um sie als solche zu erkennen und zu ignorieren. Dadurch, dass die Schlangengrafik ein sehr kleinteiliges, sich ständig wiederholendes Muster hat, fällt es unserem Gehirn schwer, eine Referenz und damit einen Ankerpunkt zu finden, um zu ermitteln, welche Bewegungen von den Augen stammen und welche nicht.

Hinzu kommt die spezielle Anordnung der unterschiedlichen Helligkeitsstufen in der Grafik. Helles wird von unserem Gehirn wichtiger genommen und deswegen auch schneller verarbeitet als Dunkles. Wenn auf der Autobahn die Bremslichter Ihres Vordermanns defekt sind und beim Bremsen nur leicht aufglimmen, werden Sie langsamer reagieren, als wenn die Lichter grellrot leuchten. Genauso, wie Sie sich bei einem lauten Knall mehr erschrecken als bei einem leisen Geräusch. Je deutlicher der Reiz, desto wichtiger nimmt ihn unser Gehirn und desto schneller wird er verarbeitet.

Durch die unterschiedlichen Helligkeitsstufen in der Schlangengrafik nehmen wir die einzelnen Teile minimal versetzt nacheinander wahr, wodurch dann die Illusion der Bewegung entsteht. Allerdings geschieht dies nur in unserem peripheren Blickfeld, also in den Bereichen, die wir umgangssprachlich «aus dem Augenwinkel» sehen. Dort ist unsere Wahrnehmung nämlich ungenauer und lässt sich leichter täuschen. (Siehe auch *Stillstehende Zeit*, Seite 240.)

Das ist auch der Grund, warum sich jene Schlange, die Sie gerade anschauen und im hochauflösenden Bereich Ihres Blickfelds haben, nie bewegt, sondern nur diejenigen, die Sie gerade nicht direkt ansehen. Die Illusion der Bewegung lässt zudem nach, wenn Sie die Augen nicht mehr bewegen, sondern gezielt auf eine Schlange starren, da der Reiz für die Sehzellen dann schnell abnimmt. Schauen Sie dagegen immer wieder auf andere Stellen der Grafik oder blinzeln zwischendurch, so werden Ihre Sehzellen immer wieder neu durch die unterschiedlichen Helligkeitsstufen stimuliert, und die Schlangen werden aktiv.

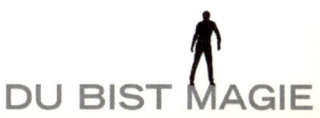

DU BIST MAGIE

Bei der ersten Abbildung entsteht der Effekt dagegen nicht, da hier die Schattierungen anders sind als in der zweiten Schlangengrafik und es aufgrund der geringeren Helligkeitsunterschiede nicht zu den erkennbaren Verarbeitungsgeschwindigkeiten kommt.

Zusammengefasst ergeben die Helligkeitsunterschiede und der «autokinetische Effekt» also das Geheimnis hinter den lebendigen Papierschlangen. Durch das sich wiederholende kleinteilige Muster hat Ihr Gehirn keine eindeutigen Bezugspunkte, um die winzigen Fixierungsbewegungen Ihrer Augen wahrzunehmen und sie ignorieren zu können. Zu den unbewussten Augenbewegungen kommt außerdem noch die unterschiedlich schnelle Verarbeitung der verschiedenen Helligkeitsstufen im peripheren Blickfeld.

Dadurch, dass Sie immer wieder versuchen, eine Schlange dabei zu «erwischen», wie sie sich bewegt, blicken Sie wiederholt an andere Stellen, stimulieren so ständig andere Bereiche Ihrer Netzhaut und bewahren damit die Illusion.

Das Beruhigende an der Sache: Man braucht schon von Wissenschaftlern speziell entwickelte Muster, wie das von Professor Kitaoka, um diesen Effekt zu erzeugen. Im Alltag ist es sehr unwahrscheinlich, dass Sie auf eine solch verwirrende Struktur stoßen.

ALLWISSENDES PENDEL

Für das folgende Experiment benötigen Sie ein Pendel. Dazu können Sie zum Beispiel einen Fingerring auf eine Halskette fädeln, eine Schraubenmutter an einen Schnürsenkel binden oder einen kleinen Stein an eine Schnur knoten.

Halten Sie das freie Ende des Pendels zwischen Daumen und Zeigefinger, sodass das kleine Gewicht genau über der Mitte des Kreuzes in der folgenden Zeichnung hängt. Versuchen Sie es so ruhig wie möglich zu halten.

Denken Sie nun an eine männliche oder weibliche Person aus Ihrem Umfeld. Konzentrieren Sie sich stark genug auf eine Frau, wird das Pendel langsam zu schwingen beginnen, bis es eine Kreisform beschreibt. Ist es ein Mann, an den Sie denken, wird es nach einer Zeit gerade hin- und herpendeln.

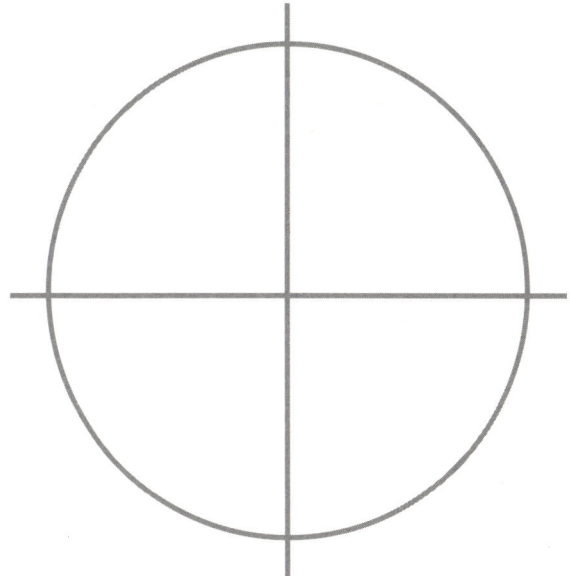

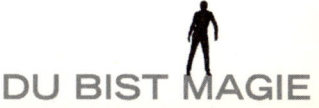

DU BIST MAGIE

Wir gehen nun einen Schritt weiter. Halten Sie das Pendel in ein leeres Trinkglas, sodass es genau in der Mitte frei hängt.

Als Nächstes konzentrieren Sie sich auf eine Uhrzeit, genauer gesagt, auf eine volle Stunde. Je intensiver Sie sich auf diese Zeit konzentrieren, umso mehr wird das Pendel an die Stelle des Glasrands schwingen, an dem sich auf einem Zifferblatt die Uhrzeit befindet, an die Sie denken. Wenn Sie Ihre Gedanken noch mehr fokussieren, schlägt das Pendel irgendwann sogar von innen gegen das Glas, und zwar für jede volle Stunde Ihrer Zeit ein Mal. Nicht mehr und nicht weniger.

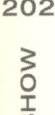

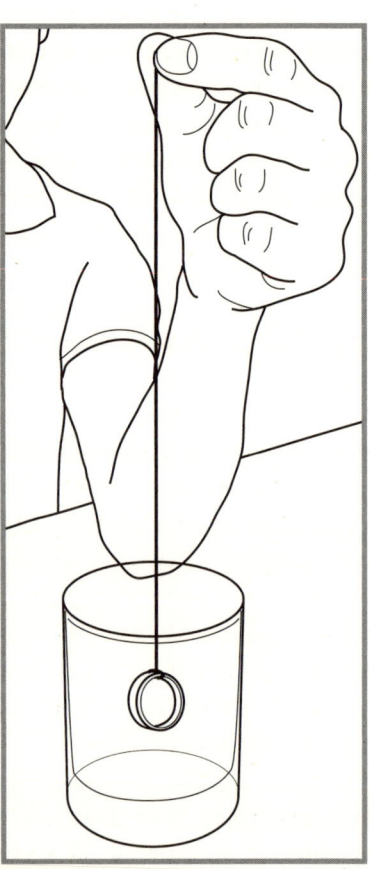

Hinter den Kulissen

Sind beim Pendeln Geister im Spiel? Nur einer: Ihr eigener. Denn kein anderer als Sie selbst bringt das Pendel durch unbewusste Bewegungen zum Schwingen. Würden Sie das Pendel dagegen an ein Stativ hängen und dann an eine Person denken, bliebe es einfach ruhig hängen.

Schon der Jesuitenpater Athanasius Kircher, einer der wichtigsten Berater des damaligen Papstes, vermutete 1640, dass unwillkürliche Muskelbewegungen die Ursache für die Pendelausschläge sind.

Inzwischen ist bekannt, dass beim Pendeln verschiedene Faktoren zusammenwirken: Zum einen erreichen unsere Muskeln, außer kurzzeitig im Tiefschlaf, nie einen absoluten Ruhezustand, weshalb immer eine minimale Muskelspannung besteht. Dies führt unweigerlich zu kleinsten Bewegungen der Hand, die das Pendel hält. Außerdem tritt durch das längere Ruhighalten des Armes mit der Zeit eine Ermüdung ein, die zu leichtem Muskelzittern führt. Auch das sind winzige Bewegungen, die durch das Pendel verstärkt werden, und je länger die Schnur des Pendels ist, umso deutlicher ist der Ausschlag. Dazu kommt noch, dass sich, wenn Sie ein- und ausatmen, Ihr Arm und Ihre Hand leicht mitbewegen. Sportschützen kennen die Schwierigkeit, die Atmung so zu kontrollieren, dass sie eine möglichst geringe Auswirkung auf die Waffe in der Hand hat.

Durch all diese Faktoren kommt Bewegung in das Pendel, ohne dass wir es bewusst steuern. Aber wieso beschreibt es einen Kreis, wenn wir an eine Frau denken, und eine gerade Linie beim Gedanken an einen Mann? Die scheinbar von allein ausgelösten Bewegungen bestärken uns unbewusst darin, dass das Pendel tatsächlich eine besondere Kraft zu haben scheint, wodurch wir uns dem Phänomen öffnen.

Allein durch unsere Gedanken an einen Kreis, eine Linie oder eine bestimmte Uhrzeit beeinflussen wir die Grundschwingung unbewusst, weshalb sie die Form annimmt, die

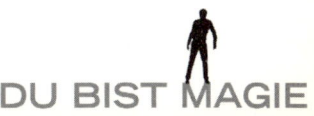

DU BIST MAGIE

wir wollen. Meine Vorgabe, dass das Pendel bei Frauen kreisförmig und bei Männern hin- und herschwingt, war rein willkürlich. Ich hätte es genauso andersherum schreiben können, und entsprechend hätte das Pendel bei Ihnen ausgeschlagen.

Man spricht in diesem Fall auch von sogenannten «ideomotorischen Bewegungen», also minimalen An- und Entspannungen der Muskeln, die wir unbewusst steuern.

Schon Aristoteles schrieb in *De anima*, seinem mehrbändigen Werk über die Seele: «Auch außerhalb der Sinneswahrnehmung auf bloße Vorstellung hin tritt das Bewegungsvermögen in Tätigkeit.» Und der englische Arzt W. B. Carpenter beschrieb das Phänomen Anfang des 19. Jahrhunderts so: «Jede Bewegungsvorstellung bewirkt bereits einen Antrieb zum Vollzug dieser Bewegung.» Allein der Gedanke an einen Kreis oder eine Linie sorgt für die entsprechende Bewegung unserer Hand, die sich dann auf das Pendel überträgt. Dabei haben wir das Gefühl, aktiv gar nichts zu tun. Obwohl bewiesen ist, dass das Pendeln nichts mit einem Kontakt ins Jenseits oder Geistern zu tun hat, so ist es doch ein spannendes Instrument. Denn durch diese Methode können die feinsten Impulse unseres Unterbewusstseins verstärkt und somit sichtbar gemacht werden.

Ideomotorische Bewegungen erleben wir auch in anderen Situationen, etwa wenn Sie sich bei einem Film mit einer mitreißenden Autoverfolgungsjagd unbewusst mit dem Fahrer in die Kurve legen oder wenn Sie im Fußballstadion bei einem Tor die Arme in die Höhe reißen, ohne dies bewusst zu wollen.

Einige Wissenschaftler des Max-Planck-Instituts für Kognitions- und Neurowissenschaften haben ideomotorische Körperbewegungen von Versuchspersonen untersucht, während diese auf einem Bildschirm eine Aufzeichnung von ihren eigenen Wurfversuchen auf einer Kegelbahn oder denen einer anderen Person verfolgten. Es zeigte sich, dass es zwei verschiedene Arten von ideomotorischen Bewegungen beim Beobachten gibt: Zum einen können sie der beobachteten Bewegung entsprechen. Wenn also die Kugel auf dem Monitor nach rechts rollte, dann bewegte sich auch die Testperson vor dem Bildschirm minimal nach rechts. Zum anderen können die unbewussten Bewegungen das gewünschte Ziel der Bewegung widerspiegeln. Eine Kegelkugel, die rechts an den Kegeln vorbeilief, führte dazu, dass der Proband sich unbewusst nach links bewegte, so als wollte er den Lauf der Kugel so beeinflussen, damit sie doch noch den Kegel umwarf.

Dabei spielte es keine Rolle, ob der Proband ein Video sah, das ihn selbst oder eine andere Person beim Kegeln zeigte. Der Beobachtende bewegt sich demnach so, als ob das Handlungsziel der fremden Person sein eigenes wäre. Das spricht für die Theorie, dass wir Menschen einen neuronalen Mechanismus besitzen, der sowohl die Absicht in eigenen als auch fremden Handlungen erkennt. Für die Wissenschaftler könnte dies eine Grundlage bei der Erforschung von zwischenmenschlicher, sozialer Interaktion sein. (Siehe auch *Blick in die Zukunft*, Seite 147.)

Wenn wir bei dem Experiment zu Beginn nicht bewusst für die Bewegung des Pendels verantwortlich waren, dann frage ich mich, ob auch der Griff ins Schokoladenregal, trotz der Absicht abzunehmen, mit einer ideomotorischen Bewegung entschuldigt werden kann …

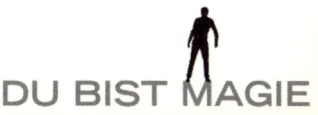

DU BIST MAGIE

⬤ LAUFENDE STREICHHÖLZER

Für das folgende Experiment brauchen Sie ein wenig Vorbereitungszeit, aber ich verspreche Ihnen, dass es sich lohnen wird.

Sie benötigen zwei Streichhölzer, ein scharfes Küchenmesser und ein einfaches Messer, wie Sie es zum Essen verwenden. Die Streichhölzer sollten keine flachen aus einem Briefchen sein, sondern die dickeren aus einer Schachtel.

Jetzt müssen Sie bei beiden Hölzern die Enden ohne Zündköpfchen bearbeiten. Schneiden Sie bei einem von beiden mit dem scharfen Messer das Ende spitz zu, während Sie bei dem anderen eine Kerbe in das Ende schnitzen.

Stecken Sie die beiden Hölzchen nun in V-Form zusammen.

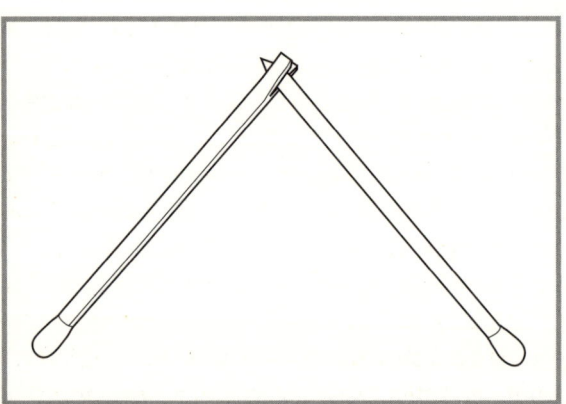

Hängen Sie das umgedrehte Streichholz-V in der Mitte über den Rücken des einfachen Messers, das Sie waagerecht über eine Tischplatte halten. Die Köpfe der Streichhölzer müssen dabei die Tischplatte berühren.

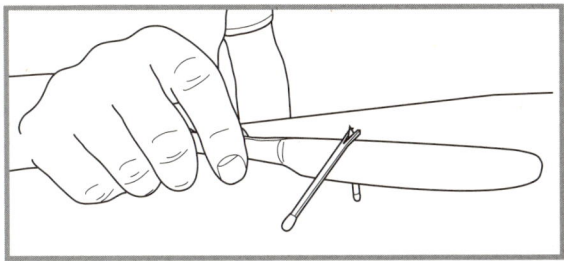

Wenn Sie jetzt Ihre Hand ganz ruhig halten, werden die Streichhölzer mit kleinen Trippelschritten loslaufen – ob Sie es wollen oder nicht.

Hinter den Kulissen

Ich hoffe, Sie haben genauso viel Spaß an diesem Experiment wie ich. Wenn Sie dieses Buch chronologisch gelesen haben, wissen Sie wahrscheinlich schon, warum die Streichhölzer laufen lernen, denn auch hier handelt es sich um unbewusste, minimale Muskelbewegungen Ihrer Hand und Ihres Armes. (Siehe auch *Allwissendes Pendel*, Seite 201.)

Je angestrengter Sie versuchen, die Hand stillzuhalten, desto mehr verkrampfen Sie und umso stärker sind die Mikrobewegungen Ihrer Muskeln. Durch das leichte Zittern hebt sich immer wieder ein «Beinchen» leicht vom Tisch ab, und durch die Schwerkraft kippt das umgedrehte Streichholz-V nach vorn, bis das «Beinchen» wieder Kontakt zum Untergrund hat. So geht es dann Schrittchen für Schrittchen weiter.

Sie selbst sind aber felsenfest davon überzeugt, Ihre Hand völlig ruhig zu halten. Diese sogenannten ideomotorischen Be-

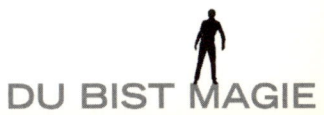

DU BIST MAGIE

wegungen spielen beispielsweise beim Wünschelrutengehen eine Rolle. Die Wünschelrute besteht meist aus einer Astgabel oder einem y-förmig gebogenen Draht, den die Rutengänger in den Händen halten, um Erze, Metalle, Wasseradern, geologische Verwerfungen oder verborgene Gegenstände im Erdreich aufzuspüren. Einen «Treffer» signalisiert die Rute durch einen deutlichen Ausschlag.

Die Wissenschaft ist sich heute sicher, dass keine Erdstrahlen, wie oft geglaubt, zum Ausschlagen der Rute führen, sondern unbewusste Bewegungen des Rutengängers. Also Zufall. Es gibt jedoch immer wieder Menschen, deren Trefferquote so hoch ist, dass es kein reiner Zufall sein kann, sondern etwas anderes, bisher wissenschaftlich nicht Erklärbares, dahinterstecken muss.

Ob dies bedeutet, dass man mit unseren laufenden Streichhölzern auch Bodenschätze finden könnte?

⬤ GEISTERSCHRIFT

Wollen Sie jemanden damit überraschen, dass wie von Geisterhand eine blutrote Schrift auf Ihrem Unterarm erscheint?

Dann lesen Sie weiter, denn ich werde Ihnen gleich das Geheimnis dahinter verraten.

Bevor Sie dieses unheimliche Experiment ausprobieren, müssen Sie eine geheime Vorbereitung treffen. Wenn Sie unbeobachtet sind, ritzen Sie das Wort, das auf der Innenseite Ihres Unterarms erscheinen soll, vorsichtig mit einem Fingernagel in Großbuchstaben in die Haut, sodass weiße Kratzer zu sehen sind. Sie können zum Beispiel den Namen der Person nehmen, die Sie verblüffen wollen, oder ein Datum mit einer besonderen Bedeutung. Ihnen wird sicher etwas Passendes einfallen.

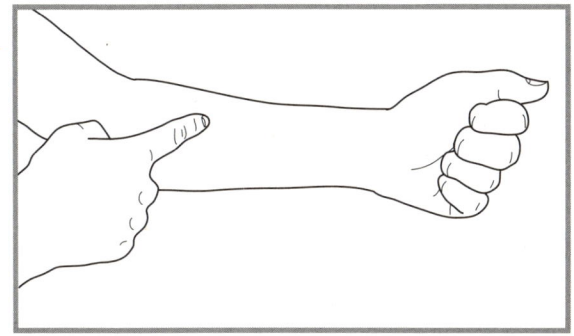

Sie müssen ein wenig experimentieren, wie fest Sie beim Einritzen mit dem Fingernagel aufdrücken müssen, denn das ist bei jedem Menschen etwas anders. Die weißen Kratzer verschwinden nach kurzer Zeit von allein, und wenn Sie vorsichtig darüberstreichen, werden sie noch ein wenig schneller unsichtbar.

Nach diesen Vorkehrungen gehen Sie zu der Person, die Sie überraschen wollen, und sagen, dass Sie ein etwas unheimliches Experiment vorhätten. Dann lassen Sie Ihr Gegenüber

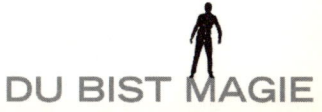

DU BIST MAGIE

Ihren Unterarm untersuchen, auf dem nichts Verräterisches zu entdecken ist. Bitten Sie nun die andere Person, sich auf den eigenen Namen, ein bestimmtes Datum oder etwas anderes zu konzentrieren – je nachdem, was Sie in der Vorbereitung eingeritzt haben.

Spielen Sie als Nächstes das Medium, das Kontakt zur Geisterwelt aufnimmt, und nach ein wenig Brimborium reiben Sie mit der flachen Hand ein paar Mal schnell über den präparierten Unterarm.

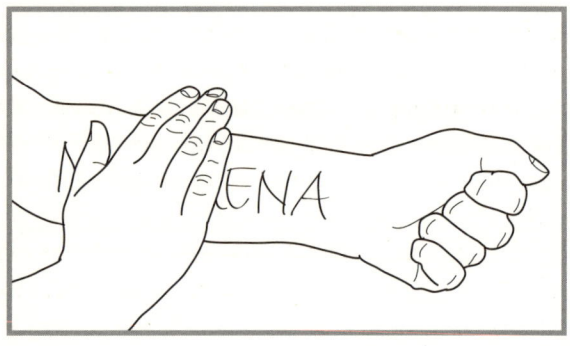

Scheinbar aus dem Nichts, wie von Geisterhand erscheint daraufhin das Wort oder das Datum in blutroter Schrift. Ihr Gegenüber wird überrascht sein.

Die geheimnisvolle Botschaft verschwindet nach einiger Zeit wieder ganz von allein.

Hinter den Kulissen

Dies war das große Geheimnis eines Amerikaners namens Charles Foster, der sich in den 1860er Jahren als Medium ausgab. Er behauptete, Kontakt zu den Toten aufnehmen zu können, und nicht wenige Menschen fielen darauf herein. Sie zahlten viel Geld für die Seancen mit Mr. Foster, in der Hoffnung, Kontakt zu ihren verstorbenen Lieben aufnehmen zu können.

Die angeblichen Nachrichten aus dem Jenseits erschienen allesamt auf Fosters Unterarm.

Der Amerikaner verließ während der Seancen unter einem Vorwand kurzzeitig den Raum und ritzte sich heimlich die Wörter, die später erscheinen sollten, in den Arm. Nach seiner Rückkehr ließ er sein Gegenüber zunächst die Haut untersuchen, ehe unter theatralischem, schnellem Reiben die «Geisterbotschaften» erschienen.

Durch das Reiben erwärmt sich der Unterarm, und um den Wärmehaushalt zu regulieren und die betroffene Stelle zu kühlen, erweitern sich die Blutgefäße an der Stelle, wo gerieben wurde. Dadurch wird die Region besser durchblutet, und die Wärme kann nach außen an die Umgebungsluft abgegeben werden. Bei Kälte funktioniert das Ganze übrigens andersherum: Die Blutgefäße verengen sich, um die vorhandene Wärme im Körper zu halten und ein Auskühlen zu verhindern. Darum wirken wir auch blasser, wenn wir frieren, da die Haut dann schlechter durchblutet ist.

In unserem Experiment ist also die Haut an der Stelle, wo Sie gerieben haben, richtig gut durchblutet. Durch das heimliche Einritzen ist sie nun dünner, weshalb das Rot des Blutes dort mehr durchscheint als an den minimal dickeren Schichten, wo Sie nicht geritzt haben.

Aber warum kann man die Haut durch ein einfaches Ritzen mit dem Fingernagel dünner machen? Unsere Haut erneuert sich ständig, weshalb kein Stück Haut an unserem Körper älter ist als 27 Tage. In der Epidermis, der oberen Schicht, werden nicht nur die neuen Zellen produziert, sondern auch die alten nach außen geschoben. Demnach besteht die oberste Schicht unserer Körperhülle aus toten, abgestoßenen Hautschuppen, unter denen die neugebildeten, lebenden Zellen liegen, bis die obersten irgendwann abfallen. Jeder Mensch verliert pro Jahr im Schnitt ein halbes Kilo an Hautschuppen, die meisten davon nachts im Bett.

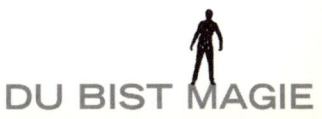

DU BIST MAGIE

Indem Sie die Haut mit dem Fingernagel einritzen, lösen Sie die Schuppen ab, die kurz vor dem Abfallen stehen. Die weißen Kratzer, die Sie direkt nach dem Ritzen sehen, sind nichts weiter als gelöste, verhornte Hautzellen. Wenn Sie genau hinschauen, erkennen Sie sogar die winzigen Schuppen, die Staubkörnern ähneln. Hausstaub besteht übrigens zum Großteil aus Hautschuppen, aber das nur am Rande. An jenen Stellen, an denen Sie die Schuppen abgelöst haben, ist die Haut nun dünner und lässt das rote Blut mehr durchscheinen.

Damit kennen Sie das große Geheimnis eines erfolgreichen Geisterbeschwörers.

Ich kann mich doch darauf verlassen, dass Sie mit diesem Wissen keine zwielichtige Karriere als Medium starten werden, oder?

BLITZGEDÄCHTNIS

Nehmen Sie sich eine Minute Zeit, um sich die folgende Wortliste genau einzuprägen. Vielleicht können Sie auch einen Menschen, der gerade in Ihrer Nähe ist, so neugierig machen, dass er bei diesem Experiment mitmacht.

Sie haben genau 60 Sekunden Zeit, um sich so viele der folgenden Wörter einzuprägen wie nur möglich.

Wenn die Zeit um ist, blättern Sie bitte auf die nächste Seite.

| Affe |
| Kuchen |
| Stricknadel |
| Auto |
| Halbmond |
| Schwarzwald |
| Stern |
| Schnur |
| Banane |
| Route |
| Tanne |
| Oma |

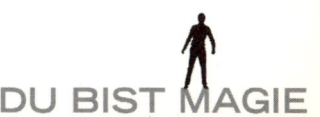

DU BIST MAGIE

Notieren Sie hier alle Wörter von der Liste, die Ihnen noch einfallen.

Und, wie viele davon sind richtig?

Schließen Sie jetzt die Augen und stellen Sie sich eine Reihe von Dominosteinen vor, die hintereinander aufgereiht sind. Nehmen Sie sich Zeit und malen Sie sich das Bild in allen Details aus. Welche Farbe haben die Dominosteine? Wo stehen sie? Wie groß sind sie? Wie fassen sie sich an? Wie schwer sind sie?

Als Nächstes stoßen Sie in Ihrer Phantasie den ersten Stein an. Wie hört es sich an, wenn die Steine nacheinander umkippen? Wie sieht es aus, wenn ein Stein den anderen anstößt?

Je genauer Sie sich die fallenden Steine vorstellen, umso besser.

Nun betrachten Sie bitte eine Minute lang die folgende Liste und merken sich erneut so viele Wörter wie möglich.

Nach Ablauf der Zeit blättern Sie bitte wieder um.

Buch

Wurm

Schlange

Haut

Strand

Ball

Tanz

Geige

Bogen

Pfeil

Ziel

Tor

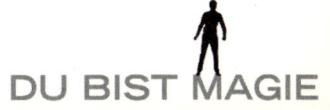
DU BIST MAGIE

Wie viele Wörter der zweiten Liste fallen Ihnen ein? Bitte notieren Sie diese in die nachfolgenden Zeilen.

Ich wette, es sind mehr als bei der ersten Liste.

Hinter den Kulissen

Warum haben Sie sich von der zweiten Liste deutlich mehr Wörter merken können? Hat es mit der Mentalübung und den Dominosteinen zu tun? So ist es, zumindest insofern, dass Sie sich ein wenig entspannt haben und ich Sie unterschwellig auf eine Idee gebracht habe. Gleich werden Sie verstehen, was ich meine.

Vergleichen Sie jetzt bitte einmal die erste und die zweite Wortliste. Bei der ersten stehen die Begriffe in keiner bewussten Reihenfolge, und es gibt keine offensichtliche Verbindung zwischen ihnen.

Die Begriffe der zweiten Liste dagegen bilden eine Assoziationskette. Im **Buch** lebt der Bücher**wurm**. Der **Wurm** erinnert an eine **Schlange**. Wenn die **Schlange** wächst, wechselt sie ihre **Haut**. **Haut** zeigt man am **Strand** und so weiter.

| Buch |
| Wurm |
| Schlange |
| Haut |
| Strand |
| Ball |
| Tanz |
| Geige |
| Bogen |
| Pfeil |
| Ziel |
| Tor |

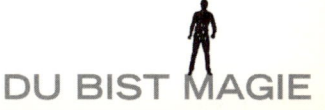

DU BIST MAGIE

Diese Assoziationskette ist wie eine Reihe von Dominosteinen, bei denen einer den nächsten anstößt. Durch das mentale Bild habe ich Ihr Unterbewusstsein dazu animiert, die Zusammenhänge zwischen den Wörtern zu suchen. Dank der Assoziationskette fällt es viel leichter, sich die Wörter zu merken.

Die Begriffe der ersten Liste lassen sich übrigens auch in eine leichter zu merkende assoziative Reihenfolge bringen:

ursprüngliche Reihenfolge	assoziative Reihenfolge
Affe	Affe
Kuchen	Banane
Stricknadel	Halbmond
Auto	Stern
Halbmond	Auto
Schwarzwald	Route
Stern	Schnur
Schnur	Stricknadel
Banane	Oma
Route	Kuchen
Tanne	Schwarzwald
Oma	Tanne

Durch die Umstellung ergeben sich auf einmal Verbindungen zwischen den Begriffen, und aus den einzelnen Wörtern werden Bilder, die fast wie von allein eine kleine Geschichte ergeben. Sie sehen förmlich den Affen vor sich, der eine Banane in der Hand hält, welche die Form eines Halbmonds hat, neben dem ein Stern am Himmel aufleuchtet, der an den Stern auf dem Kühlergrill einer bekannten Automarke erinnert und so weiter. All das geschieht teilweise unbewusst, weshalb es gut möglich ist, dass Sie bis eben keine Erklärung dafür hatten, warum Ihnen die zweite Übung so viel leichter gefallen ist.

Das Geheimnis, um sich leichter an Dinge zu erinnern, besteht also darin, sie mit Bildern zu verknüpfen.

Professor Manfred Spitzner, Experte für Neurowissenschaften und Lernen, erforscht diese Zusammenhänge an der Universität Ulm. Von ihm stammt der Ausspruch: «Was den Menschen umtreibt, sind nicht Fakten und Daten, sondern Gefühle, Geschichten und vor allem andere Menschen.»

Trockene Fakten lassen sich also leichter merken, wenn wir sie mit Geschichten umgeben. Und dass Emotionen die Lernleistung verbessern können, hat Professor Spitzer ebenfalls in einem wissenschaftlichen Experiment nachgewiesen. Dabei sollten sich vier Gruppen von Versuchspersonen eine Liste mit ärztlichen Behandlungen merken, die ihnen nur vorgelesen wurde.

Die Gruppen 1 und 3 hörten zuvor die folgende Geschichte:

«Ein Junge fährt mit seiner Mutter durch die Stadt, um seinen Vater, der in einem Krankenhaus arbeitet, zu besuchen. Dort zeigt man dem Jungen eine Reihe medizinischer Behandlungsverfahren.»

Die Gruppen 2 und 4 bekamen den folgenden Text im Vorfeld vorgelesen:

«Ein Junge fährt mit seiner Mutter durch die Stadt und wird bei einem Autounfall schwer verletzt. Er wird rasch in ein Krankenhaus gebracht, wo eine Reihe medizinischer Behandlungsverfahren durchgeführt wird.»

Die Probanden durften anschließend nach Hause gehen und wurden erst eine Woche später gefragt, an welche der am Ende der Geschichten genannten Behandlungsverfahren sie sich noch erinnerten.

So sah das Ergebnis aus:

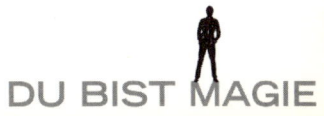

DU BIST MAGIE

Platz	Gruppe	Geschichte
1	2	Geschichte Unfall
2	1	Geschichte Besuch
2	3	Geschichte Besuch
3	4	Geschichte Unfall

Vielleicht ist Ihnen beim Lesen der kurzen Geschichten schon aufgefallen, dass die zweite Variante wesentlich emotionaler ist als die erste. Der Junge ist verletzt, und er wird behandelt, während er sich in der ersten Geschichte die Behandlungen nur zeigen lässt. Dass Gruppe 2 bei dem Test am besten abgeschnitten hat, beweist letztlich, dass die emotionale Einführung sich positiv auf die Lernleistung ausgewirkt hat.

Aber warum haben dann die Teilnehmer aus Gruppe 4 so wenig behalten, obwohl sie dieselbe Geschichte gehört haben? Diese Probanden bekamen vor dem Experiment einen Beta-Rezeptorenblocker verabreicht, ein Medikament, das üblicherweise bei Lampenfieber oder Prüfungsangst verschrieben wird und Emotionen dämpft. Dadurch hatte die Geschichte diese Teilnehmer nicht berührt, weshalb sie sich weniger Details der im Folgenden verlesenen Behandlungsliste gemerkt hatten.

Platz	Gruppe	Geschichte	Betablocker
1	2	Geschichte Unfall	Nein
2	1	Geschichte Besuch	Nein
2	3	Geschichte Besuch	Ja
3	4	Geschichte Unfall	Ja

Auch die Teilnehmer aus Gruppe 3 hatten das dämpfende Medikament eingenommen, doch da ihre Geschichte keine Emotionen enthielt, konnten auch keine Gefühle gedämpft werden.

Daher war ihre Leistung identisch mit der von Gruppe 1, die nichts eingenommen hatte und ebenfalls die emotionslose Geschichte gehört hatte.

Bei diesem Experiment hat sich deutlich gezeigt, wie stark emotionale Geschichten unsere Lernleistung steigern können. Andere Versuche haben ergeben, dass Geschichten, die positive Gefühle hervorrufen, sogar eine noch größere Wirkung haben.

Aber wieso beeinflussen Emotionen unser Lernverhalten so gravierend? Ganz einfach: Unsere grauen Zellen identifizieren neuen Lernstoff, indem sie ihn mit bereits vorhandenen Erfahrungen vergleichen. Ist der Stoff unbekannt, also neu, wird bewertet, ob er interessant ist. Letzteres ist offensichtlich fast immer dann der Fall, wenn Emotionen im Spiel sind. Interessantes merken wir uns leichter und besser als Uninteressantes, Langweiliges müssen wir uns durch häufiges Wiederholen eintrichtern, und Spannendes behalten wir fast wie von selbst.

Es gibt noch einen weiteren Grund, warum Geschichten und Emotionen für das Lernen förderlich sind: Durch sie stellen wir Verknüpfungen zu anderen Dingen her, die wir schon mal erlebt oder gefühlt haben. Das wiederum führt dazu, dass wir den Stoff an mehreren unterschiedlichen Stellen im Gehirn abspeichern. Das hat den Vorteil, dass es, selbst wenn ein paar Nervenzellen ausfallen, immer noch woanders «Sicherheitskopien» der Informationen gibt. Dadurch, dass die Informationen mit einem ganzen Bündel an Bildern und Gefühlen abgespeichert sind, haben wir sie außerdem unbewusst mit einer Reihe von verschiedenen Schlagworten versehen. Über jeden einzelnen dieser Begriffe finden wir das Gelernte wieder. Fällt uns der eine nicht ein, so erinnern wir uns an den anderen Zugang. Durch diese vielfältige Vernetzung ist das Wissen für uns länger und leichter abrufbar.

Also geben Sie Ihrem Gehirn, was es zum Lernen braucht: Geschichten! Deren Bedeutung und Kraft zur Wissensvermittlung ist in den letzten Jahren auch Führungskräften bewusst

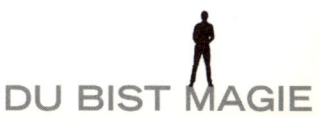

DU BIST MAGIE

geworden. Nicht umsonst ist das «Storytelling» inzwischen ein anerkanntes Managementinstrument. Trockene Inhalte werden dadurch plastischer, Theoretisches bekommt einen Praxisbezug, und das Gesagte wird besser behalten.

Dieses Wissen nutzt natürlich auch die Werbung. Jeden Abend flimmern Dutzende Kurzgeschichten über den Bildschirm, die uns möglichst emotional von dem Nutzen eines Produkts erzählen. Dieser Trick funktioniert erstaunlich oft, und wir merken uns die Geschichten fast immer. Leider verpassen die Hersteller jedoch manchmal, ihr Produkt plakativ genug zu verknüpfen, und so erinnern wir uns zwar an das Erzählte, aber nicht mehr an das Produkt, das eigentlich an Bekanntheit gewinnen sollte.

Aber das ist eine andere Geschichte.

⬤ VERDOPPELTE NASE

Streichen Sie ein paar Mal gleichzeitig mit Zeige- und Mittelfinger einer Hand über Ihre Nasenspitze.

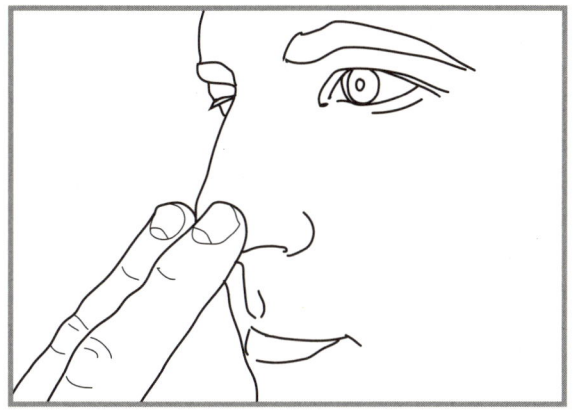

Was fühlen Sie? Vermutlich eine Nasenspitze.

Jetzt kreuzen Sie die beiden Finger und streichen noch einmal über Ihre Nasenspitze.

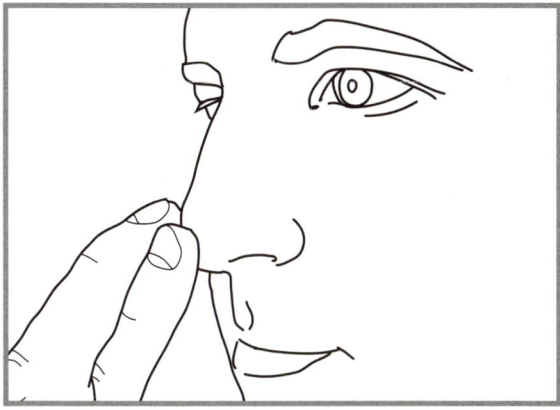

Was fühlen Sie jetzt? Zwei Nasenspitzen!

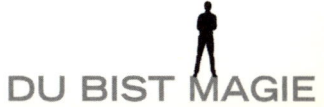

DU BIST MAGIE

Hinter den Kulissen

Keine Sorge, Sie sind nicht urplötzlich zum Alien mit zwei Nasen mutiert, sondern einer Illusion erlegen, die zu den ältesten der Welt gehört. Der griechische Philosoph Aristoteles hat dieses Phänomen schon vor über 2300 Jahren entdeckt.

Einen Gegenstand oder Ihre Nase mit zwei parallelen Fingern zu berühren ist der übliche Weg, etwas zu betasten. Ihr Gehirn hat gelernt, dass es sich um ein und denselben Gegenstand handelt, wenn Sie eine Berührung an den Innenseiten von zwei nebeneinanderliegenden Fingern spüren.

Dadurch, dass Sie die Finger überkreuzen, verwirren Sie Ihr Gehirn, denn jetzt melden Ihre Finger keine Berührung mehr an den Innenseiten, sondern an den Außenseiten. Das bedeutet für gewöhnlich, Sie befühlen zwei kleinere Objekte, die ein paar Zentimeter auseinanderliegen. Ihr Hirn hat dabei schlichtweg nicht mit einkalkuliert, dass Sie die Finger gekreuzt haben, da Sie dies normalerweise nicht tun. Würden Sie öfter Dinge mit überkreuzten Fingern betasten, träte nach einiger Zeit eine Gewöhnung ein, und die Aristoteles-Illusion würde nicht mehr funktionieren.

Da Sie jetzt das Geheimnis kennen, sind Sie mit dem Wissen in der Lage, anderen das Gefühl zu geben, dass Sie zaubern können.

Dazu brauchen Sie nur zwei gleich große Murmeln, ein Tuch und jemanden, den Sie verblüffen wollen. Legen Sie die beiden Murmeln direkt nebeneinander auf den Tisch, sodass sie sich berühren, und lenken Sie die Aufmerksamkeit darauf. Dann lassen Sie die Person, die Sie verzaubern wollen, Zeige- und Mittelfinger überkreuzen und die Augen schließen. Erklären Sie nun, dass Sie die Fingerspitzen Ihres Gegenübers auf die beiden Murmeln legen, sodass derjenige kontrollieren kann, ob beide Murmeln noch da sind.

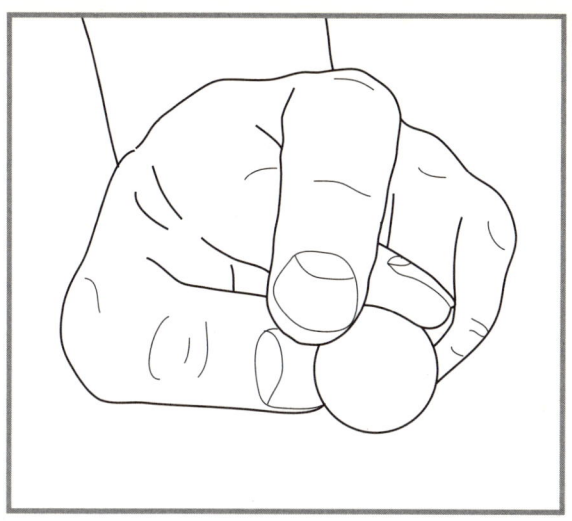

In Wahrheit stecken Sie jedoch eine der Murmeln ein und positionieren seine gekreuzten Finger so, dass beide Fingerspitzen die verbleibende Murmel berühren. Durch die Aristoteles-Illusion wird er das Gefühl haben, zwei Murmeln zu spüren. Die Tatsache, dass er zuletzt zwei Murmeln auf dem Tisch gesehen hat, macht die Sache noch überzeugender. Danach decken Sie das Tuch über seine Hand und die Murmel. Bitten Sie ihn, die Augen wieder zu öffnen und zu bestätigen, dass er zwei Murmeln unter seinen Fingerspitzen spürt. Lassen Sie ihn die Hand leicht anheben, murmeln Sie einen Zauberspruch Ihrer Wahl und reißen Sie dramatisch das Tuch von Hand und Murmel. Tataaaa! Die Illusion ist perfekt. Wo eben noch zwei Murmeln deutlich zu spüren waren, ist nur eine zu sehen.

Wenn Sie Spaß an dieser Täuschung haben, können Sie noch ein anderes Experiment für sich allein ausprobieren. Berühren Sie dazu eine Zimmerecke oder eine Ecke im Inneren eines Kästchens, einer Kiste oder einer Schachtel mit überkreuzten Fingern.

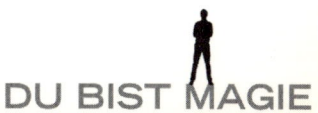

DU BIST MAGIE

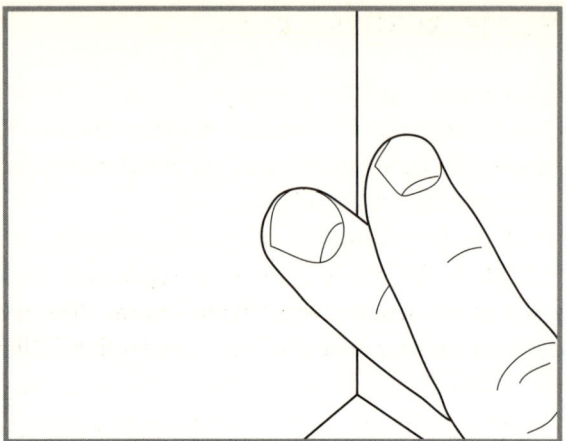

Die Ecke wird sich wie eine gerade Wand anfühlen.

Manchmal ergibt es also Sinn, Dinge nicht nur aus einem anderen Winkel zu betrachten, sondern auch zu fühlen.

◉ TEMPERATURMYSTERIUM

Nun folgt das Rezept, wie sich das Wunder bewerkstelligen lässt, dass Wasser in einem einzigen Glas gleichzeitig zwei verschiedene Temperaturen haben kann.

Man nehme drei Trinkgläser und stelle sie nebeneinander auf den Tisch. In das mittlere und rechte fülle man Leitungswasser, wie es aus dem Kaltwasserhahn kommt. Dem rechten Glas füge man ein paar Eiswürfel hinzu, in das linke fülle man dagegen heißes Leitungswasser. Die Temperatur muss so gewählt sein, dass Sie gefahrlos einen Finger für eine Minute hineinhalten können.

Jetzt tauchen Sie gleichzeitig den rechten Zeigefinger in das rechte Glas mit dem Eiswasser und den linken in das linke Glas, das mit dem heißen Wasser gefüllt ist. Verharren Sie eine ganze Minute so.

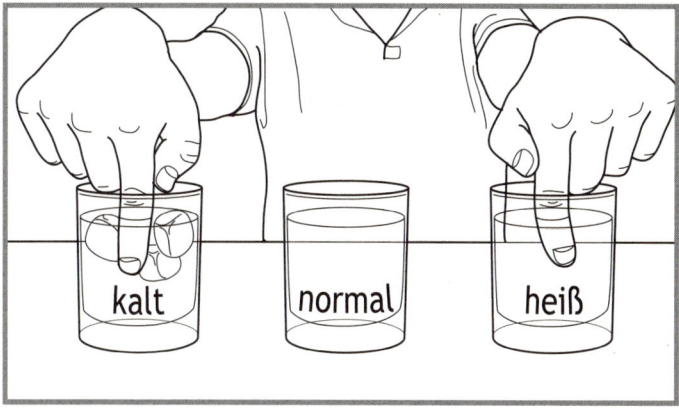

Nach Ablauf der Zeit tauchen Sie beide Zeigefinger gleichzeitig in das mittlere Glas. Welche Temperatur hat das Wasser? Wenn es nach dem Gefühl in Ihrem rechten Zeigefinger geht, ist es warm. Vertrauen Sie dagegen Ihrem linken Zeigefinger, ist es kalt.

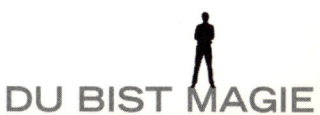

DU BIST MAGIE

Hinter den Kulissen

Die Sinneszellen in unserer Haut, die für das Wärme- und Kälteempfinden zuständig sind, funktionieren nicht wie Thermometer. Das heißt, sie liefern keine absoluten Werte, sondern messen Unterschiede.

In der Zeit, als der rechte Zeigefinger in dem Eiswasser war, hat eine Gewöhnung der Thermorezeptoren stattgefunden. Vielleicht haben Sie bemerkt, dass das Wasser sich mit der Zeit nicht mehr ganz so kalt angefühlt hat. Für den rechten Zeigefinger ist deshalb nach der Minute der neue Normalzustand «kalt». Wenn Sie diesen Finger jetzt in das ein paar Grad wärmere Wasser im mittleren Glas tauchen, bedeutet das eine neue Stimulation, und die Rezeptoren melden eine höhere Temperatur als zuvor, also Wärme.

Genau andersherum verhält es sich bei dem linken Zeigefinger. Dort führt die Gewöhnung an die Wärme dazu, dass Sie die höhere Temperatur als normal empfinden. Beim anschließenden Eintauchen in das Wasser mit Raumtemperatur registrieren die Rezeptoren, dass das Wasser kälter ist als in dem linken Glas. Das führt zur Wahrnehmung «kalt».

Diesen langsamen Gewöhnungseffekt können Sie unter anderem beim Baden nutzen. Vielleicht kennen Sie das: Es ist Winter, Sie sind erkältet und möchten ein wohltuendes Bad nehmen. Das Badezimmer ist recht kalt, entweder weil das Fenster undicht ist, weil Sie die Heizung zu spät aufgedreht haben oder diese vielleicht sogar kaputt ist. Das Badewasser haben Sie schon einlaufen lassen, und jetzt kommt der Augenblick, in dem Sie aus der kalten Badezimmerluft in das heiße Wasser steigen. Im ersten Moment ist das extrem unangenehm.

Wenn Sie jedoch das Wasser beim Einlaufen nur auf lauwarm stellen, hat das den entscheidenden Vorteil, dass der Unterschied zur Lufttemperatur geringer ist. Da unsere Thermorezeptoren nur auf Unterschiede reagieren, werden Sie das

DIE SHOW

Wasser beim Einsteigen in die Wanne als viel angenehmer empfinden. Sobald Sie es sich in der Wanne gemütlich gemacht haben, lassen Sie einfach heißes Wasser nachlaufen. Dadurch steigt die Temperatur nur langsam an, und Ihr Körper hat ausreichend Zeit, um sich daran zu gewöhnen.

Der Gewöhnungseffekt kann auch der Grund sein, warum Sie überhaupt ein Erkältungsbad nehmen. Angenommen, Sie sitzen im Winter längere Zeit, ohne sich zu bewegen, konzentriert arbeitend am Schreibtisch und durch ein offenes Fenster oder eine ausgefallene Heizung kühlt die Raumtemperatur langsam immer mehr ab. Sie werden die Kälte erst nach längerer Zeit wahrnehmen, und zwar, wenn Sie schon richtig ausgekühlt sind. Wie beim Nachlaufenlassen des heißen Badewassers nehmen Sie auch hier den langsamen Temperaturabfall nicht so stark wahr. Wären Sie dagegen vom Schreibtisch aufgestanden und ohne Jacke direkt aus dem warmen Büro nach draußen in die Kälte gegangen, hätten Sie durch den abrupten Wechsel den Temperaturunterschied sofort bemerkt.

Es ist ein bisschen so wie beim Frosch im Kochtopf. Wirft man ihn in einen Topf mit heißem Wasser, dann springt der grüne Geselle auf der Stelle wieder heraus. Dabei hat er sich vielleicht ein paar kleine Verbrühungen zugezogen, aber die sind bald überwunden ... und er lebt fröhlich weiter!

Wenn man jedoch einen Frosch in einen Topf mit kaltem Wasser setzt und das Wasser anschließend ganz langsam erhitzt, bleibt er im Kochtopf sitzen. Er bleibt sitzen und sitzen und sitzen – bis er in dem heißen Wasser umkommt!

Wie heiß ist eigentlich gerade das Wasser in Ihrem Kochtopf?

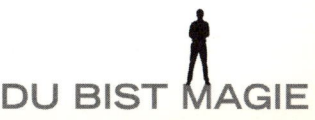

DU BIST MAGIE

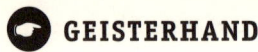

Sie brauchen für dieses Experiment einen Spiegel mit ungefähr 50 Zentimeter Kantenlänge.

Knien Sie sich auf den Boden und stellen den Spiegel senkrecht vor sich, sodass die spiegelnde Seite, von Ihnen aus gesehen, nach links zeigt und die Stirnseite mittig Ihren Oberkörper berührt.

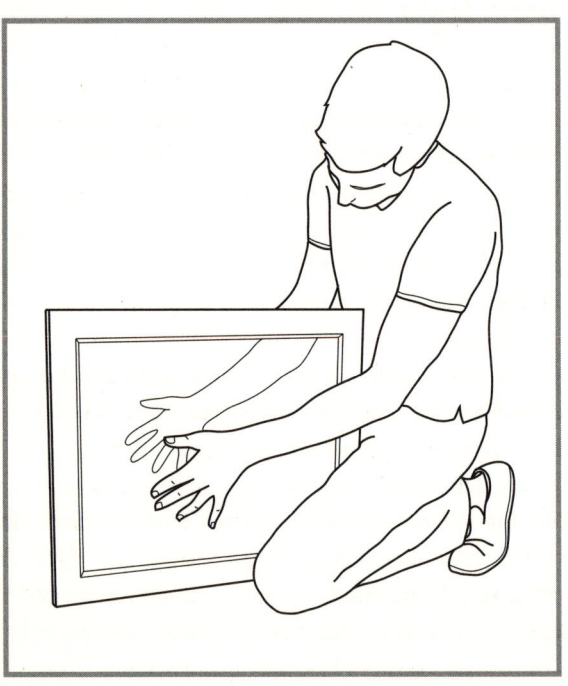

In der Zeichnung sehen Sie, wie der Aufbau sein sollte. Damit der Spiegel in der Position bleibt, können Sie ihn entweder zwischen Knien und Oberkörper einklemmen oder einen Freund bitten, ihn zu halten.

Schauen Sie so in den Spiegel, dass Sie Ihren linken Arm und dessen Reflexion wahrnehmen. Es sollte auf den ersten

Blick für Sie aussehen, als wäre der Spiegel eine Glasscheibe, durch die Sie Ihren rechten Arm erkennen können.

Bringen Sie nun beide Arme und Hände in die gleiche Position, halten Sie ab jetzt die Arme still und bewegen Sie nur noch Ihre Hände. Blicken Sie so in den Spiegel, dass Sie Ihre linke Hand und die Spiegelung sehen können. Bewegen Sie die linke Hand und wackeln Sie mit den Fingern, parallel dazu führen Sie die identischen Bewegungen mit der rechten Hand aus, die vom Spiegel verdeckt ist. Das Ganze sollte mindestens 30 Sekunden dauern.

Wenn die Zeit um ist, bewegen Sie die linke Hand weiter, halten die rechte aber still. Sie werden das merkwürdige Gefühl haben, als würde sich Ihre rechte Hand unkontrolliert von allein bewegen und wäre nicht mehr Teil Ihres Körpers. Genießen Sie diesen ungewöhnlichen Eindruck einen Moment lang.

Hinter den Kulissen

Unser Gehirn verschafft sich ständig ein Bild darüber, in welcher Haltung sich unser Körper befindet, also welche Positionen unsere Arme, Beine, Hände und Finger haben.

Die Wahrnehmungen der Augen werden dazu genauso einbezogen wie die Signale des Gleichgewichtsorgans und der Rezeptoren in unserer Haut, die Informationen über Druck, Berührung und Vibration liefern. Hinzu kommen noch einige andere Empfindungen, die Auskunft über die Beugung von Gelenken, die An- oder Entspannung von Muskeln und einiges mehr geben. Aus all diesen normalerweise zusammenpassenden Puzzleteilen errechnet unser Gehirn unser Körperbild.

Durch den Spiegel, den wir im Experiment benutzt haben, bekommt Ihr Gehirn widersprüchliche Informationen. Die Augen sehen scheinbar eine Bewegung der rechten Hand, während die Rezeptoren der Hand Stillstand melden. Das führt in der Kombination zu dem merkwürdigen Gefühl, dass die rechte

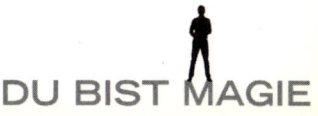

DU BIST MAGIE

Hand sich fremdgesteuert zu bewegen scheint und nicht mehr Teil Ihres Körpers ist. Das Körperbild ist gestört.

Sind Sie bereit, noch einen Schritt weiter zu gehen? Dann kommt jetzt ein Experiment, bei dem Sie das Gefühl haben werden, dass ein Tisch ein Teil Ihres Körpers ist. Dazu brauchen Sie allerdings die Unterstützung eines Freundes oder einer Freundin.

Setzen Sie sich nebeneinander an einen Tisch mit einer undurchsichtigen Tischplatte und legen Sie eine Hand unter dem Tisch mit dem Handrücken nach oben auf einen Ihrer Oberschenkel. Ihr Partner hat nun die Aufgabe, Ihren Handrücken unter dem Tisch auf verschiedene Arten zu berühren und parallel dazu mit der anderen Hand die gleichen Bewegungen auf

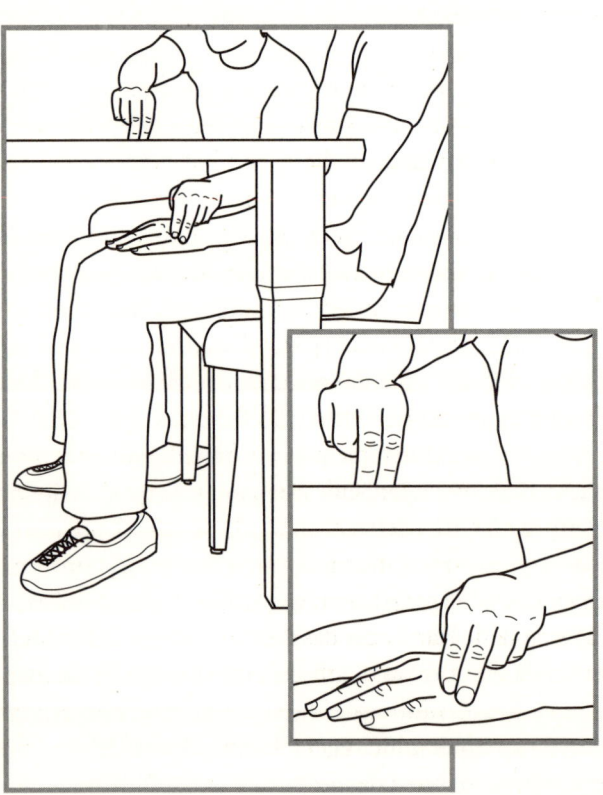

der Tischplatte vor Ihnen auszuführen. Das heißt, Sie sehen nur, wie er über den Tisch fährt, und spüren gleichzeitig die passende Berührung an Ihrer Hand unter dem Tisch.

Wichtig ist dabei, dass die Bewegungen und Berührungen für Sie unvorhersehbar sind. Ihr Partner sollte also möglichst kreativ sein. Er kann Ihre Hand und den Tisch zum Beispiel streicheln, antippen, piksen und vielleicht sogar leicht kratzen.

Sie konzentrieren sich dabei nur auf die Stelle der Tischplatte, die Ihr Versuchspartner auf unterschiedliche Arten berührt. Wenn alles gut läuft, haben Sie nach kurzer Zeit das Gefühl, der Tisch wäre Teil Ihres Körpers und Sie könnten die Berührungen der Tischplatte körperlich spüren.

Das Experiment funktioniert nicht bei jedem auf Anhieb, also lassen Sie sich Zeit.

Das Eingangsexperiment mit dem Spiegel ist für viele von uns nur eine faszinierende Spielerei. Menschen mit amputierten Armen oder Beinen kann die Arbeit mit dem Spiegel dagegen helfen, schmerzfrei zu werden, da die Betroffenen oft unter sogenannten «Phantomschmerzen» leiden. Diese entstehen, wenn das Gehirn die nicht mehr vorhandenen Eingangssignale aus den Nerven der entfernten Extremität durch Schmerzen ersetzt. Manchmal entsteht sogar der Eindruck, der nicht mehr vorhandene Arm oder das abgenommene Bein befinde sich in einer unangenehmen, verdrehten Position.

Bei der Spiegeltherapie gaukelt die Reflexion des noch vorhandenen Armes oder Beines dem Gehirn vor, dass der Körperteil auch auf der anderen Körperseite noch existiert. Der Effekt lässt sich verstärken, indem der Patient mit der gesunden Hand, die er nur im Spiegel betrachtet, Geschicklichkeitsübungen macht und die Hand oder das Bein im Spiegel betrachtet, während er damit über Sand, Erbsen, eine Bürste oder einen Igelball streicht, um Berührungsreize zu erzeugen. Diese Berührungen spüren Patienten mit einiger Übung sogar mehr oder weniger deutlich im Phantom des amputierten Körperteils.

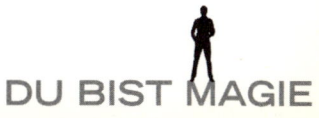

DU BIST MAGIE

Durch den Spiegel kann das Gehirn sogar dahingehend getäuscht werden, dass in dem Patienten das Gefühl entsteht, das amputierte Glied aus der unbequemen, schmerzhaften Haltung in eine angenehmere Position bewegen zu können. Das vermag dann für eine Zeit die Schmerzen zu lindern. Dank der Spiegeltherapie lassen sich so die Einnahme von Schmerzmitteln und die damit verbundenen Nebenwirkungen reduzieren. Entdeckt hat dieses Phänomen Mitte der 1990er Jahre der amerikanische Mediziner Vilayanur Ramachandran.

Neben Phantomschmerzen lassen sich mit Hilfe der Spiegeltherapie auch Lähmungen und Wahrnehmungsstörungen behandeln, die durch Schlaganfälle oder Nervenschäden hervorgerufen wurden. Normalerweise werden alle bewussten Bewegungen des Körpers kreuzweise von den zwei Gehirnhälften (Hemisphären) gesteuert. Fallen in einer Hälfte bestimmte Areale aus, zeigt sich das zumeist durch Lähmungserscheinungen auf der Gegenseite. Liegt zum Beispiel eine entsprechende Hirnschädigung in der rechten Hemisphäre vor, dann ist die Lähmung des linken Armes die Folge und umgekehrt. Täuscht der Patient aber bei der Spiegeltherapie mit dem rechten Arm Bewegungen des linken Armes vor, werden nicht nur in einer, sondern in beiden Hemisphären des Gehirns die entsprechenden Nervenverbände aktiviert. Das Gehirn koppelt sozusagen die gelähmte linke Hand an die gesunde linke Hirnhälfte. Gleichzeitig werden die noch vorhandenen Teile der kranken rechten Hirnhälfte stimuliert und ausgebaut. Bei Kernspintomographien sind dabei Veränderungen in den für Bewegung zuständigen Hirnregionen und eine gesteigerte Aktivität sichtbar.

Eine Teilnehmerin der vierwöchigen Probestudie an der Neurologischen Universitätsklinik Freiburg konnte tatsächlich dadurch erste Erfolge erzielen: Ihre linke gelähmte Hand entspannte sich bei den Übungen, und die Schlaganfallpatientin hatte wieder mehr das Gefühl, dass der Arm zu ihr gehört.

Auch für gesunde Menschen kann der Zauber mit dem

Spiegel nützlich sein: Die Freiburger Forscher haben in ersten Versuchen mit gesunden Rechtshändern gezeigt, dass sich die Fingerfertigkeit der nicht trainierten linken Hand aufgrund der Illusion tatsächlich verbessert hat.

Vielleicht können wir in Zukunft die Spiegeltechnik sogar nutzen, um uns beim Spielen von Musikinstrumenten, Tippen im Zehnfingersystem oder Daddeln am Computer zu verbessern.

DU BIST MAGIE

Für das folgende Experiment brauchen Sie einen Partner. Verschränken Sie Ihre Hände wie zum Gebet.

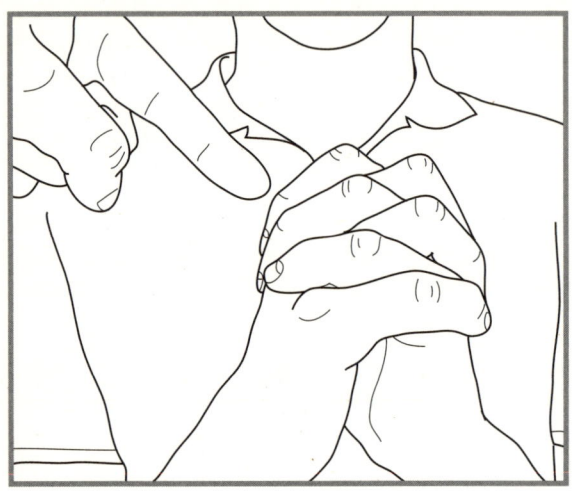

Jetzt zeigt Ihr Partner in willkürlicher Reihenfolge auf Ihre Finger, ohne sie zu berühren. Ihre Aufgabe ist es, jeweils direkt mit dem Finger zu wackeln, auf den gezeigt wurde.

Keine Kunst, oder?

Als Nächstes machen Sie das Ganze – mit einer kleinen Änderung. Überkreuzen Sie diesmal Ihre Hände, bevor Sie Ihre Finger verschränken.

Bitten Sie Ihren Partner noch einmal, willkürlich auf einzelne Finger zu zeigen, während Sie erneut versuchen, immer nur den Finger zu bewegen, auf den er gezeigt hat.

Geht nicht?

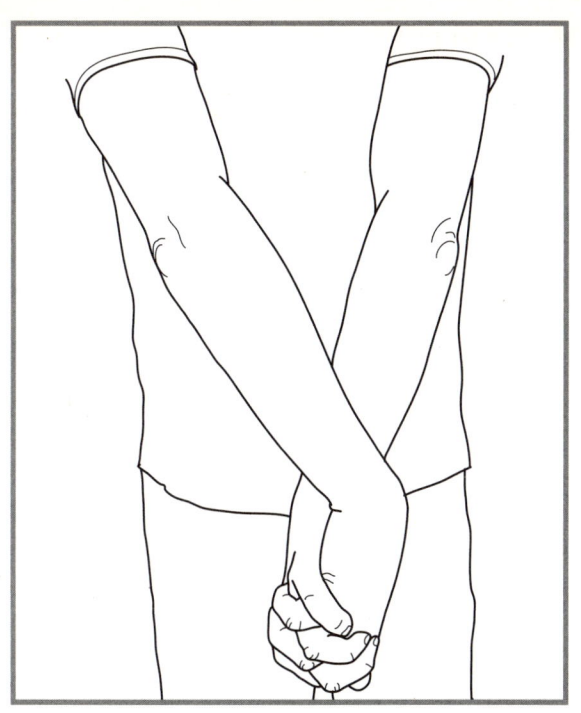

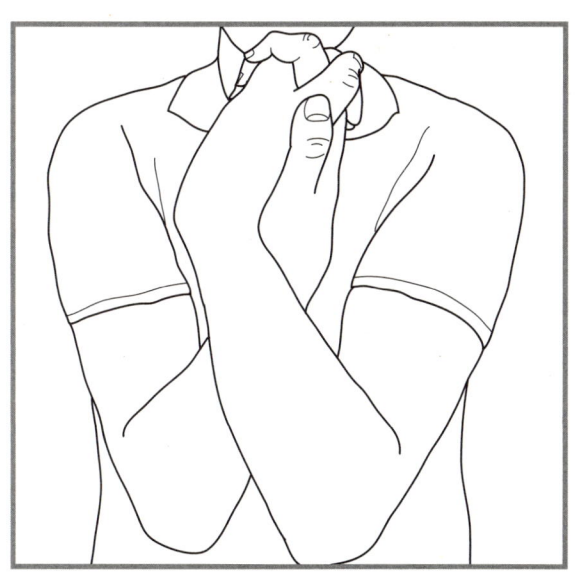

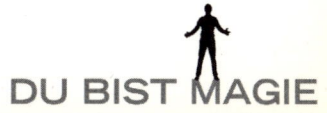

DU BIST MAGIE

Hinter den Kulissen

Stellen Sie sich vor, es ist Sommer und Sie sitzen mit kurzen Hosen oder einem kurzen Rock in einem Biergarten. Eine Fliege landet auf Ihrem rechten Knie. Ohne groß nachzudenken, werden Sie mit der Hand das Insekt verscheuchen.

Im Hintergrund hat Ihr Gehirn gerade eine komplexe Leistung vollbracht. Die Berührungsrezeptoren, die sich an der Stelle in Ihrer Haut befinden, wo sich die Fliege niedergelassen hat, senden zunächst Signale an Ihr Gehirn. Dadurch registrieren Ihre grauen Zellen, dass Sie gerade etwas am rechten Knie berührt hat. Damit sich Ihre Hand nun zum rechten Knie bewegen kann, um das Insekt zu verscheuchen, müssen Sie genau wissen, wo sich Ihr rechtes Knie gerade befindet. Denn je nachdem, wie Sie sitzen, liegen oder stehen, können das ganz unterschiedliche Positionen im Raum sein. Unser Hirn berechnet die genaue Lage des Knies durch Informationen über die Stellungen von Gelenken, Muskeln, Druck in verschiedenen Körperregionen, optische Reize und so weiter. (Siehe auch *Geisterhand*, Seite 230.)

Dieses Körperbild wird die ganze Zeit aktualisiert, während sich unsere Hand auf die Fliege zubewegt und sie verscheucht. Nur so ist sichergestellt, dass wir auch den Arm und die Hand an die richtige Position bewegen.

Diese komplexen, unterbewussten Berechnungen über die Position unserer Körperteile im Raum haben allerdings ihre Grenzen. Wir tasten uns mal im wahrsten Sinne des Wortes langsam an die Sache heran. Legen Sie das Buch bitte vor sich auf den Tisch, schließen Sie die Augen und betasten es gleichzeitig mit den Fingern beider Hände.

Sie wissen trotz geschlossener Augen jederzeit, wo sich Ihre Hände befinden.

Jetzt machen Sie dasselbe noch einmal mit überkreuzten Armen. Also Augen schließen, Arme überkreuzen und das Buch betasten. Auch in diesem Fall werden Sie volle Kontrolle über

Ihre Hände gehabt haben, denn Ihr Gehirn hat mitberechnet, dass Ihre Arme überkreuzt sind.

Bei unserem Experiment ist die Verschränkung dagegen so komplex (Arme und Finger gekreuzt), dass unser Gehirn überfordert ist. Die Augen liefern die Information, dass Ihr Partner auf den von Ihnen aus linken Zeigefinger zeigt. Es ist durch das doppelte Kreuzen von Händen und Fingern auch tatsächlich Ihr linker Zeigefinger, nur hat Ihr Gehirn durch die ungewöhnliche Position Ihrer Hände Schwierigkeiten, den richtigen Finger anzusteuern. Daher wackeln Sie ungewollt mit dem Zeigefinger der anderen Hand.

Vielleicht fällt es Ihnen leichter, den richtigen Finger zu bewegen, wenn Ihr Partner nicht nur darauf zeigt, sondern ihn auch berührt. Bei manchen Menschen hilft aber selbst das nicht.

Es wäre interessant, zu wissen, ob Schlagzeuger oder Pianisten, die oft mit überkreuzten Armen spielen, sich bei diesem Experiment leichter tun. Sollten Sie zu dieser Gruppe gehören, würde ich mich sehr freuen, wenn Sie mir schrieben.

Dieses Experiment ist für mich eines der faszinierendsten Beispiele dafür, was unser Gehirn alles, von uns unbemerkt, leistet. Vielleicht versuchen Sie gleich mal beim Umblättern bewusst zu spüren, welche Signale die unterschiedlichen Rezeptoren in Ihren Armen und Händen vor und während des Umblätterns senden. Was spüren Sie an den Fingerspitzen? Woran bemerken Sie, wo sich jeder einzelne Finger befindet? Wie nehmen Sie die Beugungen Ihrer Handgelenke und Ellbogen wahr? Wie ent- oder angespannt sind die einzelnen Muskeln? Wie verändert sich all das beim Umblättern?

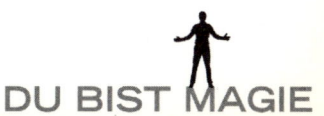

DU BIST MAGIE

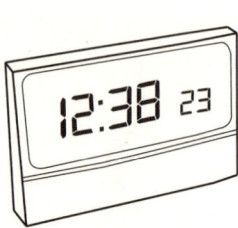 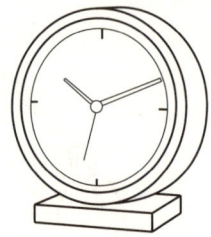

Für dieses Experiment benötigen Sie eine Uhr mit Sekundenanzeige. Dabei spielt es keine Rolle, ob es ein Modell mit Zeiger oder einer digitalen Anzeige ist, welche die Sekunden als
Zahlen darstellt. Wichtig ist nur, dass das Umspringen der Sekunden keine hörbaren Geräusche macht.

Stellen oder legen Sie die Uhr seitlich so neben sich, dass
Sie nicht direkt daraufschauen, aber trotzdem durch eine reine
Augenbewegung das Zifferblatt in den Blick bekommen.

Spähen Sie jetzt ein paar Mal mit einer schnellen Augenbewegung zur Uhr hinüber, so als hätten Sie im Augenwinkel
etwas wahrgenommen oder ein Geräusch gehört. Versuchen Sie
das ein paar Mal. Bei einigen Versuchen werden Sie das Gefühl
haben, dass die Zeit stehengeblieben ist. Es wird so aussehen,
als würde der Sekundenzeiger oder die Sekundenanzeige für
einen Moment einfrieren und sich dann erst wieder normal
weiterbewegen.

Hinter den Kulissen

Das Geheimnis hinter der eingefrorenen Zeit nennt sich «Sakkaden», das sind kleine, ruckartige Bewegungen der Augen,
die wir ständig unbewusst machen. Denn nur in einem relativ
kleinen Bereich im Zentrum unseres Sehfelds sehen wir wirk-

lich detailreich und klar, und nur dort nehmen wir auch Farben differenziert wahr. Hier liegen die lichtempfindlichen Sehzellen nämlich wesentlich enger beieinander als an den Rändern der Netzhaut.

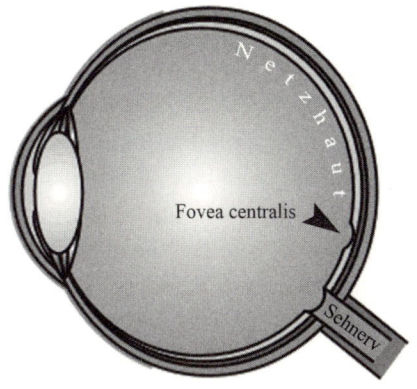

Diesen Bereich des schärfsten Sehens nennt man «Fovea centralis» oder auch «Sehgrube». Wenn Sie sich vorstellen, dass Sie bei Nacht am Himmel den Vollmond betrachten, dann ist der Bereich, der von der Fovea abgebildet wird, nur ungefähr so groß wie der Mond im Verhältnis zu dem gesamten Himmel, den Sie sehen. Den Sternenhimmel ringsherum nehmen Ihre Augen in einer wesentlich schlechteren Auflösung wahr.

Dass dem wirklich so ist, werden Sie bemerken, wenn Sie starr auf diesen Text schauen und sich, ohne die Augen zu bewegen, auf das konzentrieren, was sich rechts und links von dieser Seite in Ihrem Blickfeld befindet. Nach außen hin wird alles nicht nur unschärfer, sondern auch farbloser.

Da dieses Buch lediglich in Schwarz-Weiß gedruckt ist, werden Sie die abnehmende Farbigkeit zum Rand hin nicht unbedingt wahrnehmen. Es gibt da allerdings eine andere unterhaltsame Möglichkeit: Wenn Sie das nächste Mal zu Fuß an einer Straße unterwegs sind und ein Auto von hinten kommen hören, dann schauen Sie starr geradeaus in Fahrtrichtung.

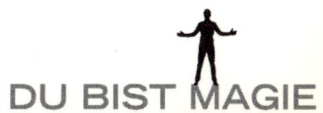

DU BIST MAGIE

Achten Sie mal darauf, ab wann der Wagen in Ihr peripheres Blickfeld kommt und ab wann Sie genau erkennen können, welche Farbe er hat. Sie werden überrascht sein, wie spät Sie den genauen Farbton wahrnehmen. Bitte bleiben Sie bei aller Experimentierfreude auf dem sicheren Bürgersteig.

Damit Sie sich besser vorstellen können, wie stark die Sehschärfe Ihrer Augen zum Rand des Blickfelds hin abnimmt, betrachten Sie nun die folgende Buchstabentafel. Nähern Sie sich dazu so weit wie möglich der Abbildung, sodass Sie diese gerade noch scharf sehen können. Konzentrieren Sie sich auf den kleinen Punkt in der Mitte und versuchen Sie alle Buchstaben wahrzunehmen, ohne die Augen zu bewegen.

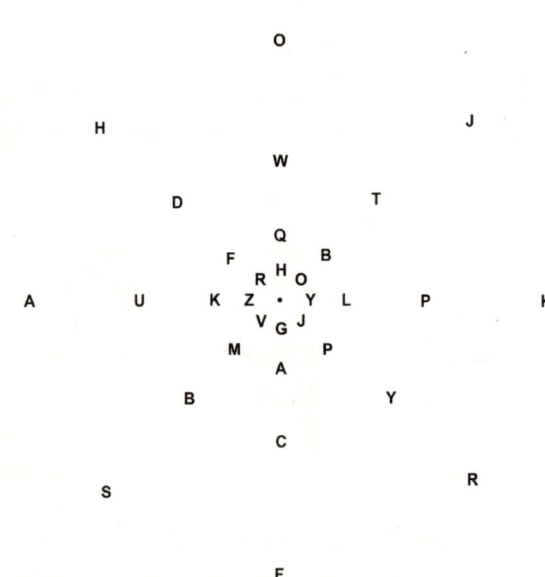

Ihnen ist bestimmt aufgefallen, dass Sie die Buchstaben zu den Rändern hin immer unschärfer sehen und auch nicht wirklich sagen können, um welche Zeichen es sich handelt.

Jetzt folgt im Vergleich dazu eine abgeänderte Anordnung, bei der die Buchstaben nach außen hin größer werden, um die zum Rand hin immer schlechter werdende Auflösung Ihrer Netzhaut zu kompensieren. Das heißt, wenn Sie sich gleich wieder mit starrem Blick auf den kleinen Punkt in der Mitte fokussieren, sollten Sie die Buchstaben im Zentrum gleichzeitig genauso klar und deutlich sehen können wie die am Rand.

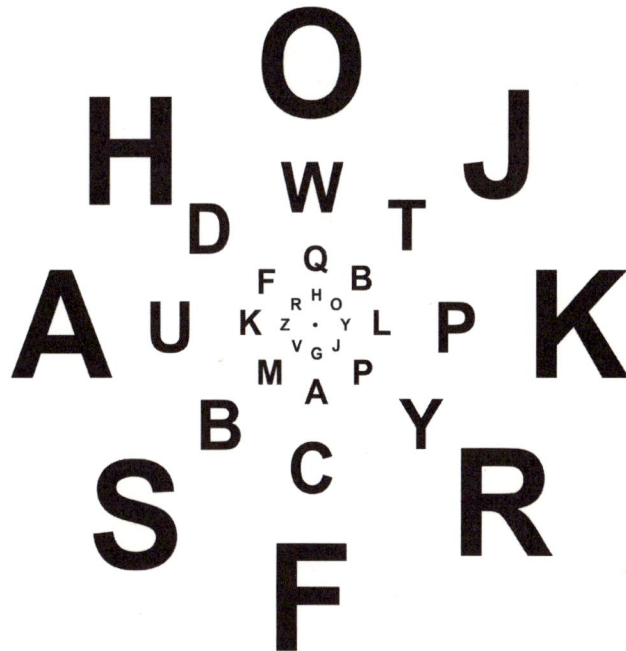

Es ist überraschend, wie extrem der Größenunterschied sein muss, damit jeder Buchstabe von der gleichen Anzahl an Sehzellen wahrgenommen wird. Das liegt daran, dass in der Mitte der Netzhaut die lichtempfindlichen Zellen deutlich dichter zusammenliegen als an den Rändern der Netzhaut.

Fakt ist also, dass wir nur in einem kleinen Bereich wirklich scharf und gut sehen. Damit wir trotzdem einen hochauflö-

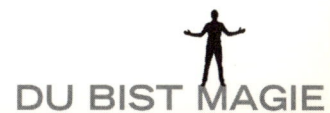

DU BIST MAGIE

senden Panoramablick haben, hat die Evolution die Sakkaden hervorgebracht. Unsere Augen machen sozusagen ein hochauflösendes Bild von einem kleinen Ausschnitt in unserem Blickfeld, und darauf folgt dann eine Sakkade, das heißt, die Augen springen ruckartig in eine etwas andere Position, von der aus wieder ein Bild an unser Gehirn geliefert wird. Danach kommt der nächste «Abtastsprung» und so weiter. Aus diesen «Schnappschüssen», in denen immer nur der mittlere Bereich wirklich hochauflösend ist, setzt unser Gehirn wie aus einem Puzzle ein verblüffend detailreiches Gesamtbild unserer Umgebung zusammen. Auch während Sie diese Zeilen lesen, machen Ihre Augen diese Sprünge, wobei Sie jeweils nur ein Fragment des Textes wirklich klar und deutlich wahrnehmen. Danach folgt die nächste Sakkade zum nächsten Satzteil, und so erschließen Sie nach und nach den Sinn dieses Textes.

Ohne es mitzubekommen, machen unsere Augen bis zu fünf Sakkaden in der Sekunde, wobei der vorderste Punkt unseres Auges bis zu 0,5 Stundenkilometer erreicht. Noch erstaunlicher ist, dass unser Körper es schafft, durch die entsprechenden Muskeln unsere Augen nach der Bewegung ohne sichtbare Erschütterung wieder abzubremsen.

Während dieser unbewussten, sehr schnellen ruckartigen Bewegungen liefern unsere Augen nur ein verwischtes, unscharfes Bild, so als würde man mit einer Videokamera sehr schnell hin und her schwenken. Da dies keine brauchbaren Bildinformationen für unser Gehirn sind, ignoriert es im Moment der Sakkade das, was die Sehzellen melden. Wir sind also in diesen Sekundenbruchteilen, in denen sich unsere Augen bewegen, blind.

Das glauben Sie nicht? Dann stellen Sie sich bitte im Abstand von ungefähr 15 Zentimetern vor einen Spiegel und schauen sich selbst immer wieder erst in das eine und danach in das andere Auge. Sie lassen also Ihren Blick zwischen Ihren Augen hin und her springen. Sehen Sie den Moment, in dem Ihre Augen sich bewegen? Nein. Sie nehmen immer nur die

Augenblicke vor und nach der Bewegung wahr. Wenn Sie nun jemand anders bitten, dasselbe zu tun, und ihn dabei beobachten, werden Sie feststellen, dass sich seine Augen bewegen. Er selbst wird aber, genau wie Sie zuvor, nichts davon erkennen.

Wenn Ihre Augen größere Sakkaden machen, also einen längeren Weg zurücklegen, können Sie, sofern Sie darauf achten, bewusst die kurzzeitige Blindheit wahrnehmen.

Dazu strecken Sie beide Arme waagerecht so nach vorn, dass sich Ihre nach oben gerichteten Zeigefinger rechts und links an den Kanten Ihres Blickfelds befinden.

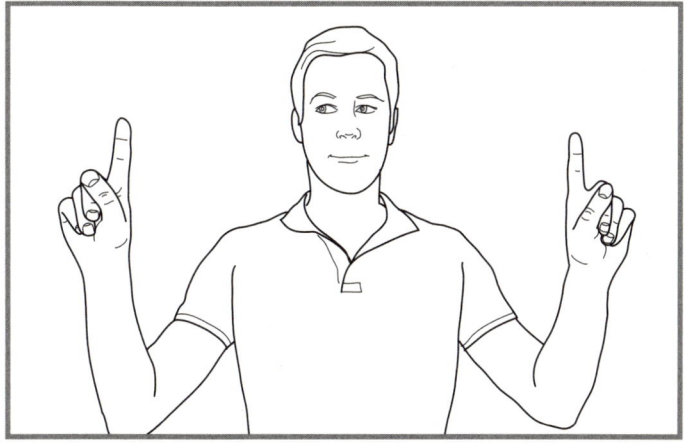

Lassen Sie nun den Blick zwischen beiden Fingern hin und her springen, ohne dabei den Kopf zu bewegen. Sie werden bei jeder Augenbewegung einen winzigen Moment schwarz sehen. Das ist der Augenblick, in dem Ihr Gehirn das Signal der Augen unterdrückt. Eine Sakkade dauert bei dieser Versuchsanordnung ungefähr 200 Millisekunden und liegt damit genau an der Grenze des für uns Wahrnehmbaren. Bei dem vorhergehenden Versuch, bei dem Sie sich im Spiegel in die Augen geblickt haben, waren die Sakkaden kürzer, wodurch die kurzzeitige Blindheit nicht bewusst wahrnehmbar war.

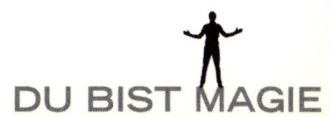

DU BIST MAGIE

Mit all diesem Wissen kommen wir der Erklärung unseres eigentlichen Experiments, bei dem die Zeit scheinbar stillgestanden hat, immer näher. Wenn unser Blick auf ein Objekt fällt, wie zum Beispiel die Uhr oder den Wecker, dann stellt unser Gehirn gewisse Vermutungen an, wie lange es sich schon dort befindet, wo es gerade ist. Die Wissenschaft vermutet, dass dies geschieht, um die kurzfristige Blindheit während der Sakkaden auszugleichen. Die Rechnung unserer grauen Zellen ist letztlich recht simpel: Sie gehen einfach davon aus, dass das Objekt in der Zeit der Sakkade schon genauso zu sehen war wie in dem Moment, wenn wir es tatsächlich in den Blick bekommen. Es datiert sozusagen das Bild um einige Millisekunden vor.

Wenn wir nun ein statisches Objekt wie eine Lampe oder einen Tisch betrachten, fällt uns diese Manipulation nicht weiter auf. Blicken wir dagegen zu einem bewegten Objekt, wie dem Sekundenzeiger der Uhr, dann bemerken wir in bestimmten Fällen die Schummelei unseres Gehirns. Denn wenn wir genau in dem Moment auf die Uhr sehen, in dem der Sekundenzeiger gerade seine letzte Bewegung beendet hat, scheint er länger als eine Sekunde stillzustehen. Unser Gehirn gaukelt uns dann vor, dass der Zeiger nicht eben erst zum Stillstand gekommen ist, sondern sich schon eine ganze Weile in dieser Position befindet. Je größer Ihre Augenbewegung ist, um die Uhr in den Blick zu bekommen, umso größer ist die Sakkade und umso länger scheint der Zeiger eingefroren zu sein.

Jetzt helfen leider alle Sakkaden der Welt nicht, um die Zeit anzuhalten: Dies war das letzte Experiment, das Finale Ihrer persönlichen Show. Aber ein paar Nachgedanken gibt es noch, wenn Sie umblättern.

Nach der Show oder: NACHWORT

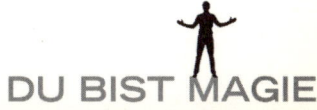

DU BIST MAGIE

Ich hoffe, die Show hat Ihnen gefallen und Sie haben sich gut unterhalten.

Das Beste dabei: Im Unterschied zu den Zaubertricks, die Magier auf der Bühne oder im Fernsehen zeigen, werden Sie die Kunststücke Ihres Körpers auch jetzt noch faszinieren, obwohl Sie die Erklärungen kennen – eventuell sogar noch mehr als vorher.

Vielleicht hat dieses Buch unter anderem ein wenig dazu beigetragen, dass Sie sich selbst und Ihre Umwelt anders wahrnehmen und im wahrsten Sinne des Wortes auch etwas selbstbewusster geworden sind.

Zum guten Schluss möchte ich mich bei all den Menschen bedanken, ohne deren Magie dieses Buch nicht so geworden wäre, wie Sie es jetzt in Händen halten:

BARBARA LAUGWITZ: Cheflektorin bei Rowohlt, die mit viel Engagement alle Register gezogen hat, um dieses Buch so gut wie möglich zu machen, und dabei immer den Humor behalten hat.

ANGELA TRONI: Die als Lektorin mein Manuskript auf Hochglanz poliert hat.

MEINEN ELTERN: Die mich auf die Welt gezaubert und meine Neugierde und Faszination für die Naturwissenschaften und die Kunst geweckt haben.

BERND SLAGHUIS: Mein Partner, Korrektor, Inspirator und vieles mehr. Du bist wahre Magie!

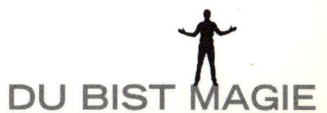

DU BIST MAGIE

THORSTEN HAVENER: Ein besonderer Freund mit viel Witz und Weisheit. Er war der Zündfunke für dieses Buch.

BRITTA WINKEL: Deren klare Zeichnungen die Experimente noch nachvollziehbarer gemacht haben.

DIETLINDE STROH: Eine Kollegin und Freundin, auf die ich mich immer verlassen kann und die mich bei vielen Baustellen rund um dieses Buch tatkräftig unterstützt hat.

ARMIN ZEDLER: Der beste Fotograf, den ich kenne und von dem das Cover-Foto stammt.

Vielen Dank auch an Prof. Dr. Jürgen Koebke, Dr. Kai Lühr, Dr. Klaus Biedermann und all die anderen Experten für ihren fachlichen Rat. Genauso wie an die Autoren der Fachbücher, die mir als Quellen gedient haben.

Mathias Fischedick
Köln, 2010

LITERATURVERZEICHNIS

ALAIS, D; BLAKE, R.: *Binocular Rivalry*, MIT Press, 2005.

AYAN, S. J.: *Spieglein, Spieglein macht Verstand*, in: Gehirn & Geist 2/2004, S. 69–71.

BANKS, M. S.; GHOSE, T.; HILLIS, J. M.: *Relative image size, not eye position, determines eye dominance switches*, in: Vision Res., Februar 2004, S. 229–234.

BARTLETT, J. C.; SEARCY, J.: *Inversion and configuration of faces*, in: *Cognitive Psychology*, 25/1993, S. 281–331.

BAUER, J.: *Warum ich fühle, was du fühlst. Intuitive Kommunikation und das Geheimnis der Spiegelneurone*, Hamburg 2005.

BRATER, JÜRGEN: *Lexikon der rätselhaften Körpervorgänge. Von Alkoholrausch bis Zähneknirschen*, München 2008.

BURFEIND, HARM: *Zur Biomechanik des Fingers. Unter Berücksichtigung der Krümmungsinkongruenz der Gelenkflächen*, Göttingen 2004.

CHANGIZI, MARK: *The Vision Revolution: How the Latest Research Overturns Everything We Thought We Knew About Human Vision*, Dallas 2009.

CHAURASIA, B. D.; MATHUR, B. B.: *Eyedness*, in: Acta Anatomica, Basel 1976, S. 301–305.

DAPRETTO, M.; DAVIES, M. S.; PFEIFER, J. H. ET AL.: *Understanding Emotions in Others: Mirror Neuron Dysfunction in Children with Autism Spectrum Disorders*, in: Nature Neuroscience 9(1), 2006, S. 28–30.

EHRENSTEIN, W. H.; ARNOLD-SCHULZ-GAHMEN, B. E.; JASCHINSKI, W.: *Eye preference within the context of binocular functions*, in: Albrecht von Graefes Archiv für klinische und experimentelle Ophthalmologie, September 2005, S. 926–932.

FALK, DAVIS S.; BRILL, DIETER R.; STORK, DAVID G.: *Ein Blick ins Licht. Einblicke in die Natur des Lichts und des Sehens*, Berlin 1990.

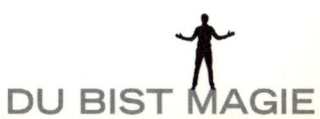
DU BIST MAGIE

FAUBERT, J.; HERBERT, A.: *The peripheral drift illusion. A motion illusion in the visual periphery*, in: Perception, 28/1999, S. 617–622.

FISHER, JOHN: *Body Magic*, New York 1979.

FRITH, CHRIS: *Wie unser Gehirn die Welt erschafft*, Heidelberg 2010.

GRILLPARZER, MARION: *Körperwissen. Entdecken Sie Ihre innere Welt*, München 2007.

HAVENER, THORSTEN: *Denken Sie nicht an einen blauen Elefanten!: Die Macht der Gedanken*, Hamburg 2010.

HAVENER, THORSTEN: *Ich weiß, was du denkst: Das Geheimnis, Gedanken zu lesen*, Hamburg 2009.

HODINOTT-HILL, I.; THILO, K. V.; COWEY, A.; WALSH, V.: *Auditory chronostasis. Hanging on the telephone*, in: Current Biology, 12/2002, S. 1779–1781.

HOFMANN, MARKUS: *Hirn in Hochform. So funktioniert Ihr Gehirn – So verbessern Sie spielend leicht Ihr Gedächtnis*, Wien 2009.

HOHL-BRUNNER, URSULA: *Buchstabensuppe und Zahlensalat. Wie die Augendominanz unser Lernen beeinflusst*, Kirchzarten 2003.

HUBEL, DAVID: *Auge und Gehirn. Neurobiologie des Sehens*, Heidelberg: Spektrum der Wissenschaft, 1995.

HUND, W.: *Okkultismus. Materialien zur kritischen Auseinandersetzung*, Mülheim 1996.

KLEFFNER, DOROTHY; RAMACHANDRAN, V. S.: *On the perception of shape from shading*, in: Perception & Psychophysics, 52/1992, S. 18–36.

KLEIN, AARON E.: *You and your Body*, New York 1977.

LANGER, ELLEN J.: *Mindfulness*, Jackson 1990.

LEVINE, SHAR; JOHNSTONE, LESLIE: *The Amazing Human Body*, New York 2006.

LISCHKA, KONRAD: *25 Jahre Seitwärts-Smiley*, in: Spiegel Online, 6. August 2007.

LOFTUS, E. F.; KETCHAM, K.: *The Myth of Repressed Memory. False Memory and Allegations of Sexual Abuse*, New York 1994.

LOFTUS, E. F.; PICKRELL, J. E.: *The formation of false memories*, in: Psychiatric Annals, 25/1995, S. 720–725.

MARAVITA, A.; SPENCE, C.; DRIVER, J.: *Multisensory integration and the body schema. Close to hand and within reach*, in: Current Biology, 13/2003, S. 531–539.

MARTINEZ-CONDE, S.; MACKNIK, S. L.; HUBEL, D. H.: *The role of fixational eye movements in visual perception*, in: Nature Reviews Neuroscience, 5/2004, S. 229–240.

PANTEV, C.; OOSTENVELD, R.; ENGELIEN, A.; ROSS, B.; ROBERTS, L. E.; HOKE, M.: *Increased auditory cortical representation in musicians*, in: Nature, 392/1998, S. 811–814.

PLEGER, B.; DINSE, H. R.; RAGERT, P.; SCHWENKREIS, P.; MALIN, J. P.; TEGENTHOFF, M.: *Shifts in cortical representations predict human discrimination improvement*, in: Proceedings of the National Academy of Sciences of the USA, 98/1998, S. 12255–12260.

RAMACHANDRAN, V. S.; BLAKESLEE, S.: *Phantoms in the Brain. Human Nature and the Architecture of the Mind*, London 1998.

RAMACHANDRAN, V. S.; ROGERS-RAMACHANDRAN, D.: *Synaesthesia in phantom limbs induced with mirrors*, in: Proceedings of the Royal Society of London, Series B. Biological sciences, 1996/263(1369), S. 377–386.

RAMACHANDRAN, V. S,; HUBBARD, E. M.: *Synaesthesia – A window into perception, thought and language*, in: Journal of Consciousness Studies 2001.

REISS, M. R.: *Ocular dominance. Some family data*, in: Laterality, 1997, S. 7–16.

REYNOLDS, R. F.; BRONSTEIN, A. M.: *The broken escalator phenomenon. Aftereffect of walking onto a moving platform*, in: Experimental Brain Research, 151/2003, S. 301–308.

REYNOLDS, R. F.; BRONSTEIN, A. M.: *The moving platform aftereffect. Limited generalization of a locomotor adaptation*, in: Journal of Neurophysiology, 91/2004, S. 92–100.

ROCK, IRVIN: *Wahrnehmung. Vom visuellen Reiz zum Sehen und Erkennen*, Heidelberg 1996.

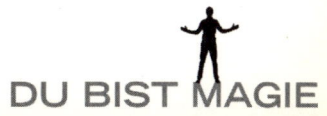

DU BIST MAGIE

ROEDIGGER, H. L.; MCDERMOTT, K. B.: *Creating false memories. Remembering words not presented in lists*, in: Journal of Experimental Psychology: Learning Memory and Cognition, 21/1995, S. 803–814.

SCHACTER, D. L.; NORMAN, K. A.; KOUTSTAAL, W.: *The cognitive neuroscience of constructive memory*, in: Annual Review of Psychology, 49/1998, S. 289–318.

SCHERMER, FRANZ J.: *Lernen und Gedächtnis*, Stuttgart 2006.

SCHWANINGER, A.; CARBON, C. C.; LEDER, H.: *Expert face processing. Specialization and constraints*, in: G. Schwarzer & H. Leder (Eds.), Development of Face Processing, Göttingen 2003, S. 81–97.

SEARCY, J. H.; BARTLETT, J. C.: *Inversion and processing of component and spatial-relational information of faces*, in: Journal of Experimental Psychology. Human Perception and Performance, 22/1996, S. 904–915.

SHORE, D. I.; SPRY, E.; SPENCE, C.: *Confusing the mind by crossing the hands*, in: Cognitive Brain Research, 14/2002, S. 153–163.

SIMONS, D. J.; CHABRIS, C. F.: *Gorillas in our midst: Sustained inattentional blindness for dynamic events*, in: Perception, 28/1999, S. 1059–1074.

SINGER, T.; KRAFT, U.: *Zum Mitfühlen geboren*, in: Gehirn&Geist 4/2004, S. 32–37.

SINGER, T.; SEYMOUR, B.; O'DOHERTY, J. ET AL.: *Empathy for Pain Involves the Affective but not Sensory Components of Pain*, in: Science 303(5661), 2004, S. 1157–1162.

STAFFORD, TOM; WEBB, MATT: *Mind Hacks. Tips & tools for using your brain*, Sewastopol 2005.

TANDY, V.; LAWRENCE, T.: *The ghost in the machine*, in: Journal of the Society for Psychical Research, 62/1998, S. 360–364.

THILO, K. V.; SANTORO, L.; WALSH, V.; BLAKEMORE, C.: *The site of saccadic suppression*, in: Nature Neuroscience, 7/2004, S. 13–14.

THOMPSON, P.: *Margaret Thatcher: A new illusion*, in: Perception, 9/1980, S. 483–484.

TODD, J. J.; MAROIS, R.: *Capacity limit of visual short-term memory in human posterior parietal cortex*, in: Nature, 428/2004, S. 751–754.

WARD, JAMIE: *The Frog who Croaked Blue. Synesthesia and the Mixing of the Senses*, Routledge 2008.

WICKER, B.; KEYSERS, C.; PLAILLY, J. ET AL.: *Both of us Disgusted in My Insula. The Common Neural Basis of Seeing and Feeling Disgust*, in: Neuron 40(3), 2003, S. 655–664.

WIESE, JIM: *Head to Toe Science*, San Francisco 2000.

WISEMAN, RICHARD: *Affenscharf! Von Geistesblitzen, guten Gelegenheiten und wie man sie beim Schopf packt*, Berlin 2004.

WISEMAN, RICHARD: *Quirkologie. Die wissenschaftliche Erforschung unseres Alltags*, Frankfurt am Main 2008.

YAMAMOTO, S.; KITAZAWA, S.: *Reversal of subjective temporal order due to arm crossing*, in: Nature Neuroscience 4/2001, S. 759–765.

YARROW, K.; HAGGARD, P.; HEAL, R.; BROWN, P.; ROTHWELL, J. C.: *Illusory perceptions of space and time preserve cross-saccadic perceptual continuity*, in: Nature, 414/2001, S. 302–305.

YARROW, K.; ROTHWELL, J. C.: *Manual chronostasis. Tactile perception precedes physical contact*, in: Current Biology, 12(13)/2003, S. 1134–1139.

DU BIST MAGIE

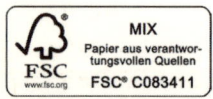

Das für dieses Buch verwendete FSC®-zertifizierte Papier
Lux Cream liefert Stora Enso, Finnland.